PETRA THORBRIETZ

Leben bis zum Schluss

Abschiednehmen und würdevolles Sterben –
eine persönliche Streitschrift

W0174797

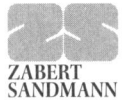

ZABERT
SANDMANN

ZS DEBATTEN
Das kritische Sachbuch
im ZS Verlag Zabert Sandmann.
Eine Kooperation der ZS Verlag Zabert Sandmann GmbH
und der Elisabeth Sandmann Verlag GmbH.
www.zsdebatten.com

Umschlaggestaltung: ZERO Werbeagentur, München
Innenlayout: Kuniko Taguchi
Herstellung: Karin Mayer, Peter Karg-Cordes
Lithographie: Christine Rühmer
Druck und Bindung: GGP Media GmbH, Pößneck

© ZS Verlag Zabert Sandmann GmbH 2007
Alle Rechte vorbehalten
2. Auflage 2007
ISBN: 978-3-89883-186-4

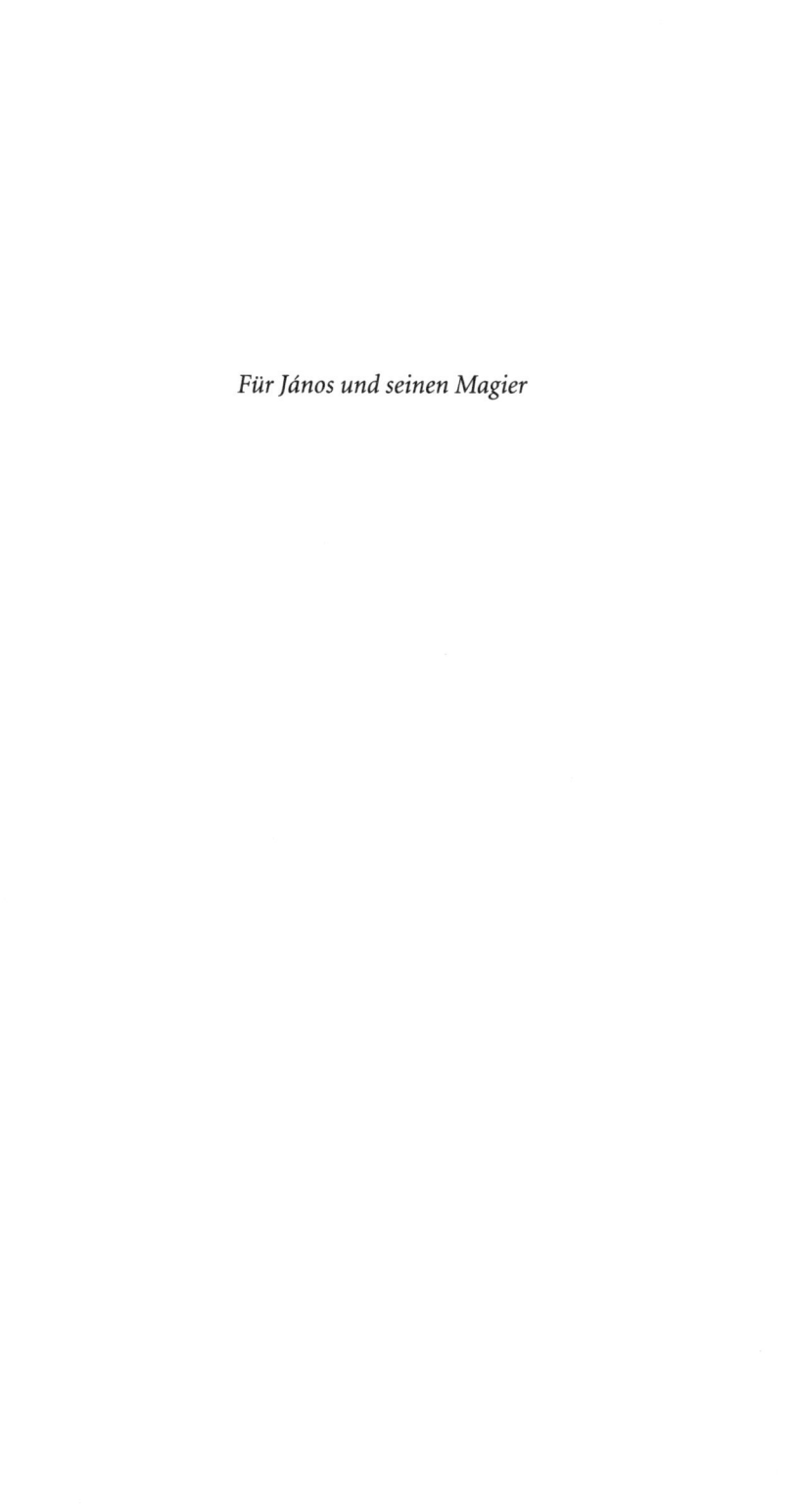

Für János und seinen Magier

Vorwort

Innerhalb von nur dreieinhalb Monaten ist mein Mann János Pásztory an einer besonders aggressiven Form von Krebs gestorben. Alles ging so schnell. Wir kämpften noch um etwas Leben und merkten gar nicht, dass es schon sein Sterben war. Plötzlich war er tot.

Jeden von uns kann es täglich treffen. Und das wird es auch – irgendwann, irgendwie. Trotzdem sind wir, als Betroffene wie als Angehörige, erstaunt und völlig unvorbereitet, wenn es dann passiert, sind verletzt und wütend, ratlos und verzweifelt. Wir haben das Sterben aus unserem Leben verdrängt, weil wir den Tod fürchten. Am liebsten stürben wir zu Haus, schliefen einfach ein und wachten nicht mehr auf. Doch ein solcher Tod gehört zu den sehr seltenen Ausnahmen.

Ein Buch über das Sterben? Widerwillen und Mitleid spürte ich bei meinen Freunden, als ich nach drei Jahren noch immer nicht mit János' Tod abgeschlossen hatte. »Jetzt muss es doch einmal gut sein«, sagte eine nahe Freundin. Zu manchen Festen wurde ich schon nicht mehr eingeladen, weil das Gespräch irgendwie immer wieder auf das Thema kam. Dabei hatte ich in der Konfrontation mit dem Sterben trotz meines Schmerzes auch unglaublich viel Positives erfahren, über das ich mit anderen sprechen wollte.

Sterben hat nämlich viel mehr mit dem Leben zu tun als mit dem Tod. Im Sterben erleben wir vielleicht die intensivsten Momente unserer Existenz – den Abschied von dem, was uns wichtig war, die Frage, was bleibt, wenn wir gegangen sind. Es ist deshalb nicht egal, wo und wie uns der Tod begegnet.

János hatte unstillbare Schmerzen, und doch hatte er das Glück, auf einer Palliativstation zu sterben, begleitet von Menschen, die ihn achteten und umsorgten. Das war der eine Grund, dieses Buch zu schreiben: diese Seite der Medizin und Pflege, die sich um das Lindern von Leid kümmert, wo es nicht mehr kuriert werden kann, bekannter zu machen. Sie erlaubte mir, auf eine wunderbare Weise Abschied zu nehmen. Sie erlaubte ihm, bis zur letzten Sekunde er selbst zu bleiben, seinen Stolz nicht zu verlieren, seine Leidenschaft und endlose Liebe. Den Menschen, die das ermöglichten, werde ich immer dankbar sein.

Die meisten von uns sterben aber nicht auf diese Weise, sondern alleingelassen, unter großen Beschwerden und unwürdigen Umständen, in der gehetzten Regelversorgung der Krankenhäuser oder der Heime. Das war der zweite Grund, dieses Buch zu schreiben. Im Laufe meiner Recherchen bin ich Schicksalen begegnet, die ich früher für unglaublich gehalten hätte – wenn ich das Thema Tod nicht immer verdrängt gehabt hätte. Aber auch die Medizin möchte sich damit nicht konfrontieren. Viele Ärzte haben nicht die geringste Ahnung, was beim Sterben geschieht – nicht einmal von den körperlichen Vorgängen.

Sterbende müssen deshalb oft unnötig leiden, und mit ihnen ihre Familie, Freunde und Partner. Die Angehörigen machen sich später Vorwürfe: Wo war der Punkt, an dem man die Behandlung hätte abbrechen sollen? Hätte es Alternativen gegeben? Was habe ich falsch gemacht?

Der Ruf nach aktiver Sterbehilfe oder nach dem autonomen Patienten, der sich per Verfügung selbst »abstellt«, soll das Drama am Lebensende entschärfen. Doch wir können den vielen Fragen, vor die uns der medizinische Fortschritt stellt, nicht einfach durch einen schnellen

Tod ausweichen. Stattdessen müssen wir uns klar darüber werden, wie unscharf die Trennlinie zwischen Leben und Tod durch die moderne Medizin längst geworden ist. Was erwartet uns, wenn wir die letzten Chancen nutzen? Welchen Preis müssen wir dafür zahlen? Wann sollen die Ärzte anfangen aufzuhören?

Das war der dritte Grund, dieses Buch zu schreiben: Wir müssen selbst die Verantwortung für unser Lebensende tragen. Es gibt Entscheidungen, die kann uns niemand abnehmen – die Ärzte nicht, die Juristen nicht, der Pfarrer nicht. Wir müssen lernen, das Leiden zu akzeptieren, wo es nicht zu ändern ist. Und wir müssen uns fragen, was wir selbst dazu beitragen können, es zu lindern. Nicht ausweichen, ehrlich sein, Gefühle zulassen – das ist etwas, was Patienten auf einer Palliativstation oder im Hospiz lernen und was ihrem Leben neuen Sinn geben kann, auch in Momenten tiefster Verzweiflung.

Mit diesem Buch habe ich versucht, Abschied von meinem Mann János zu nehmen, ein Abschied, für den uns seine Krankheit keine Zeit ließ. Aber das Ziel ist vor allem auch die Forderung nach einem humaneren Leben – bis zum Schluss. Geld und Politik, die Krise der Ärzte, Desinteresse, Angst und Vereinsamung sorgen dafür, dass die wenigsten in unserer Gesellschaft ein menschliches und würdevolles Ende finden. Wir müssen deshalb ein besseres Sterben durchsetzen – wenn uns das Leben lieb ist.

Vielleicht kann János auf diese Weise doch noch etwas tun, auch wenn er für sich selbst keine Chance mehr hatte. Nicht aufgeben, da sein für andere. Das war János.

Das Eben und das Gleich. *In diesem einen Moment ist es noch nicht getrennt. Dein Gesicht ist schon das eines Fremden, wachsbleich, wunderschön, aber fremd, die Lippen so blau. Mit dem letzten Atemzug ist alles Leben daraus gewichen, sofort, ohne Verzug und Sentimentalität, Du bist fort. Eben warst Du noch hier.*

Aber ich kann meine Hand noch in die Deine legen und zwei, drei zögerliche Sekunden lang darauf warten, dass sich ihre Finger um mich schließen. Erst dann löse ich sie, langsam, als könnte ich Dich verletzen, aus der Beugung Deiner Hand, die sich nicht rühren will, und schiebe sie rasch unter die Bettdecke. Dort ist es noch warm und riecht nach Dir, vielleicht kann Dein Bauch mich noch spüren. Er ist so vertraut und weich, so ungeschützt, so intim – ich schäme mich, als würde ich Dir etwas stehlen. Wenn jetzt jemand vom Klinikpersonal hereinkäme, wie sähe das aus? Als verginge ich mich an einem Toten. Aber eben hat er noch mir gehört, dieser Körper, eben hast Du noch darin gesteckt – auch wenn Du immer mehr davon aufzugeben schienst. Langsam, aber mit bohrender Deutlichkeit schwand die Lebendigkeit aus Deinen Extremitäten, »gemaserte, bläuliche Haut«, sagten die Schwestern, ein Zeichen, dass der Todeskampf einsetzt. Ich wollte es nicht glauben.

Dann warst Du nur noch Atem, schnelles, angestrengtes Ringen um Luft, fast einen ganzen Tag lang. Nachts schlief ich erschöpft neben Dir ein, während eine Freundin über uns wachte. Eine Hand schob ich unter die Deine, sie war reglos wie die eines Toten, nur heiß vom Fieber. Und überall waren Kabel. Du warst schon fort, noch nicht ganz, gleich.

Ich schließe die Augen und spüre meine Hand auf Deiner Bauchdecke, zum letzten Mal. Deine Wärme und Deine

Liebe und mich, wie ich mich nie wieder spüren werde.
Durch Dich.

Dann hole ich tief Luft und lasse los. Das bist nicht mehr Du.

Und ich muss telefonieren. Bis heute Abend um fünf, hat der Arzt gesagt, kannst Du noch hier liegen. Dann müssen sie wissen, wer Dich abholt. Bis dahin werden sie Dich durch einen der unterirdischen Versorgungssträngе der Klinik zu irgendeinem Kühlschrank fahren und hineinschieben. Es ist mir egal, es bist nicht mehr Du. Ob ich einer Obduktion zustimmen wolle, hatte der Arzt auch gefragt – vorsichtig, als könnte Dich jetzt noch irgendwas verletzen. Sie wollten, sagte er, herausfinden, warum sie Dir so wenig helfen konnten. »Wir haben uns in mindestens drei Abteilungen um Sie bemüht, aber …«, *er sieht mich voller Mitgefühl an. Vielleicht nütze es jemand anderem. Vielleicht.*

Du selbst hattest nicht den Hauch einer Chance gegen den Krebs. Sie sollen sie aufschneiden, denke ich, diese lächerlich anmutenden Knoten, etwas finden, was sie vielleicht einmal zerstören wird, irgendwann, für irgendwen. Mit uns hat das nichts mehr zu tun. Es ist zu spät. Es hätte zu Dir gepasst, diese klare, unsentimentale Entscheidung, die Fürsorge für andere: Ja, ich bin einverstanden.

Ich will nur noch nach Hause, uns suchen. Ohne Deinen Körper.

Unbehagen

»Es ist nichts«, sagte János mit Nachdruck und sah beim Autofahren stur geradeaus. Und – wenn doch etwas ist? »Es ist ganz bestimmt nichts, glaub mir!«

Wir waren beim Hausarzt gewesen, weil eine harmlos aussehende centgroße Stelle an seinem Kopf seit Wochen wehtat und beim Kämmen immer wieder gereizt wurde. In unserem Italienurlaub hatte János mich zum ersten Mal gefragt, ob ich unter den Haaren irgendetwas erkennen könnte. Ich sah nichts außer ein wenig Gewebswasser, das sich an einer leicht geröteten Stelle in einer kleinen Blase gesammelt hatte. Und war erleichtert: zumindest kein Zeckenbiss.

Eine entzündete Haarwurzel, glaubten wir also, und auch der befreundete Mediziner. Also hatte er uns nach unserer Rückkehr zum Chirurgen um die Ecke geschickt: »Der macht Euch das auf, fünf Minuten, und der Fall ist erledigt.« Der Kollege sah das anders.

»Das müssen wir einschicken«, sagte er knapp, nachdem sein Skalpell mit hörbarem »Ratsch« ein kreisrundes Stück aus der Kopfhaut gelöst hatte. Während er die Wunde nähte, musterte er meinen Mann unverhohlen: »Na ja, sonst sehen Sie ja ganz gesund aus.« Als ich schüchtern fragte, ob wir jetzt Angst haben müssten, erwiderte er, während er das Laborgefäß mit der Gewebsprobe in einen Umschlag eintütete, lakonisch: »Angst brauchen Sie erst zu haben, wenn Sie das Ergebnis kennen.«

Na wunderbar, eine Woche Panik, dachte ich, der Hypochonder in der Familie. Schon mehrfach war ich überzeugt gewesen, todkrank zu sein, hatte mich wochenlang in eine immer größere Angst hineingesteigert, wider besseres Wissen unfähig, irgendwelche Symptome zu ignorieren. Bis zum erlösenden Arztbesuch, bei dem mir versichert wurde, alles sei völlig harmlos und ich gesund.

»Es ist nichts«, sagte János zum dritten Mal und wechselte das Thema.

Glück gehabt

»Da hat Ihr Mann Glück gehabt«, sagte meine Zahnärztin mit Überzeugung. »Er musste wenigstens nicht allein sterben. Sie waren bei ihm. Wir werden vielleicht einmal alleine sein.«

Ein zweifelhaftes »Glück«, dachte ich abwehrend. Was kann gut daran sein, wenn man mit 58 Jahren mitten aus dem Leben gerissen wird?

Aber ich bin doch froh, dabei gewesen zu sein.

Die meisten Menschen sterben allein, ohne Liebende, Freunde, Verwandte. Manche fallen irgendwo tot um, und die Nachbarn sagen: »Da hat er Glück gehabt ...« Oder: »Sie hat gar nichts gemerkt von ihrem Ende.« Andere werden ins Pflegeheim abgeschoben, jeder Zweite nur deshalb, weil er Harn oder Kot nicht mehr halten kann. 70 Prozent der Deutschen sterben in der Anonymität einer Klinik oder des Heims, ein Ende in Einsamkeit.

»Hilflos und abhängig – so will ich nicht enden!«, sagen viele mit Überzeugung, wenn sie gesund und vital sind, aktiv und selbständig im Leben stehen. Bevor es so weit kommt, wollen sie lieber »abgeschaltet« werden.

Neun Millionen Deutsche haben diesen Wunsch in einer Patientenverfügung schriftlich festgehalten. Nach einer Schonfrist – man weiß ja nie, ob nicht doch ein Wunder geschieht – wollen sie »keine Fortsetzung der künstlichen Ernährung« oder »Absetzen kreislaufunterstützender Mittel«.

Manche der Formulare lassen sich im Multiple-Choice-Verfahren abhaken wie ein Anmeldeformular fürs Jenseits. Wir leben in einer Multioptionsgesellschaft.

Die Diagnose

Wir warteten. Die Patientenakte lag auf einem Sideboard in der Praxis des Chirurgen und auf ihr, umgedreht, so dass man ihn nicht lesen konnte, der Befund: die Gewebsprobe von dem komischen Knoten an János' Kopf. Der Arzt war noch im Nebenzimmer bei einem anderen Patienten.

Ich hatte kalte Hände und Angst. János tat gelassen, er war nicht bereit, sich vorschnell aufzuregen. Wir sprachen über dies und das und bemühten uns angespannt um gute Laune. Aber unsere Gedanken waren nur bei diesem Stück Papier.

Ich hob es vorsichtig an einem Ende an und versuchte, die Schrift auf der anderen Seite zu entziffern. Da stand was mit »negativ«, aber der Rest war nicht zu lesen. »Ich glaube, da steht ›negativ‹«, sagte ich, plötzlich erleichtert, zu János. Mein Herz schlug schneller. Dann kam der Arzt, und ich setzte mich schnell wieder an meinen Platz. Zehn Minuten später verließen wir die Praxis, und nichts war mehr wie zuvor.

Das »Negativ« hatte sich nur auf einen Teil des Befundes bezogen. Stattdessen hatte die Gewebsprobe ergeben, dass die winzige Beule unter dem Kopfhaar Krebs war, und nicht irgendeiner, sondern eine Metastase – die Tochtergeschwulst eines anderen Tumors, der bereits gestreut hatte. Der »Rand« zum gesunden Gewebe sei sehr schmal, stand da noch in dem Laborbericht. Es wurde empfohlen, nachzuoperieren. Wir erhielten dafür einen Termin in einigen Tagen.

Nachoperieren, obwohl das ja »nur« eine Metastase war? Wo war der Herd? Wir fuhren zurück zu unserem

Hausarzt. Der, ein erfahrener und leidenschaftlicher Mediziner, reagierte plötzlich fahrig und schien uns so schnell wie möglich loswerden zu wollen. »Am besten, Ihr ruft Thomas an, der ist schließlich Strahlentherapeut an einer Uniklinik. Der soll das in die Hand nehmen.« Er hatte Mühe, über den Schock hinwegzukommen, als Arzt plötzlich einem persönlichen Freund mit metastasierendem Krebs gegenüberzusitzen. Suchte instinktiv Abstand, um sich das Leid vom Leib zu halten. Nach einer Viertelstunde standen wir erneut auf der Straße.

Thomas war auf einem Radiologenkongress in Paris. Als ich ihn endlich erreichte, saß er gerade bei einem Mittagessen. Er schien auch nicht zu wissen, was er uns sagen sollte. »Metastasen am Kopf, das kann doch nicht sein, das hat man im Endstadium«, wehrte er ab, in der Absicht, mich damit zu beruhigen. Aber natürlich wollte er sich zu so einer schwerwiegenden Frage nicht äußern, ohne den Befund gesehen zu haben. »Fax mir alles ins Hotel«, sagte er. »Heute Abend kann ich mich darum kümmern.«

Jetzt wurde János langsam nervös. Die Lähmung wich. »Ich rufe einen ungarischen Chirurgen hier in München an«, sagte er. Etwas tun. Der Arzt empfing ihn sofort. Für den nächsten Tag vereinbarte er einen Termin in einer radiologischen Praxis. »Als Vorbereitung für die Nachoperation«, beruhigte er ihn.

Als die Röntgenassistentin János zum zweiten Mal in die Kabine bat, weil es »Unklarheiten« bei der Thoraxaufnahme gäbe, wusste ich, dass sein Urteil schon gefällt war.

Lungenkrebs. Mit Befall der umliegenden Lymphknoten.

Ich kann mich nicht erinnern. *Ich habe vergessen, was Du sagtest, als der Röntgenarzt Dir zögernd mitteilte, dass Du mehrere Knoten in Deiner Lunge trügest. Ich sehe nur noch die Aufnahme vor dem Leuchtschirm, weiße Flecken in den geäderten Bronchien. Dein Gesicht, ausdruckslos, und doch so verletzt. Und spüre Dich neben mir.*

Ich weiß nicht mehr, wie wir reagiert haben, als wir die Praxis verlassen hatten. Ob wir geredet haben. Uns umarmt oder nicht. Ich kann mir gar nicht vorstellen, Dich nicht berührt zu haben. Vermutlich habe ich nach Deiner Hand gegriffen, aber ich habe nicht die geringste Erinnerung daran. Ich weiß nur noch, dass Du mich zu einer Konferenz gefahren hast, die ich moderieren musste. Ich war schon zu spät.

Von diesem Moment an bis zum Augenblick Deines Todes habe ich funktioniert. Die Anstrengung dabei muss so groß gewesen sein, dass sie alle Erinnerung an sich ausgelöscht hat. Haltung bewahren. Nicht aufgeben. Zumindest nicht uns.

Aber ich durfte mich nicht mehr bergen in Dir, weil Du die Kraft doch für Dich selbst brauchtest. Kämpfte darum, die Nerven zu behalten, für Dich da zu sein, wo es sonst immer umgekehrt gewesen war. Lebte nur noch von Deiner Liebe, die bald verlöschen würde.

Eigentlich tue ich das heute noch. Ich lebe aus der Kraft der Erinnerung, aber ich spüre sie nicht mehr. Ich weiß, dass wir glücklich waren, aber ich kann es mir nicht mehr vorstellen. Sehe unser Leben wie einen Film und fühle nichts dabei. Tue alles so, wie wir es zusammen getan hätten, aber es passt nicht mehr.

Als Du starbst, warst Du plötzlich weg und bliebst auch meinen Träumen fern. Amnesie. Ich schäme mich dafür. Erst nach vielen Monaten sah ich Dich im Schlaf, einge-

froren in einen Eisberg. *Mit gespreizten Armen und Beinen tauchtest Du, umhüllt von dem tauben Weiß, aus den Tiefen des Meeres auf. Dein Gesicht war von mir abgewandt. Du hast mich verlassen. Du kehrst nicht zurück. Raureif hatte meine Welt überzogen.*

Bis ich eines Morgens aufwachte und eine Amsel singen hörte. Durch das leicht geöffnete Fenster drangen milde Frühlingsluft und der Geruch nach jungem Gras. Ich drehte mich träge um und spürte die Wärme der Sonne auf meinem Bauch und mir. Einen Moment lang war ich glücklich. Dann erinnerte ich mich.

Freie Wahl

János konnte es nicht fassen. Jahrzehntelang hatte er geraucht, bis er vor wenigen Jahren endlich geschafft hatte aufzuhören. Das, wovor er immer Angst gehabt hatte, war trotzdem eingetreten. Einfach so, an einem strahlenden Spätsommertag.

»Ich schreibe Ihnen einen guten niedergelassenen Onkologen auf«, sagte der ungarische Chirurg. »Ungarische Eltern, aber er selbst spricht die Sprache leider nicht mehr.« »Meinen Sie nicht, Lungenkrebs ist ein Fall für die Uniklinik?«, mischte ich mich in das Gespräch ein. Der Arzt zögerte. »Nur wenn Sie da jemand kennen«, sagte er und zuckte mit den Schultern. »Sonst sind Sie in so einem Riesenbetrieb verloren.«

Wir kannten jemanden. Besser gesagt, Thomas kannte jemanden. Ein ehemaliger Oberarztkollege, inzwischen Professor und Experte für Chemotherapie an der Münchner Uniklinik. Telefonisch nie zu erreichen. Ich erklärte

János, in Deutschland müsse man Druck machen, und schleppte ihn morgens um sieben in die Klinik und vor das Büro des Professors. Lungenkrebs, wir hatten keine Zeit zu verschenken.

Zweifelnd folgte er mir, erstaunt über die Willkür der Wahlmöglichkeiten in diesem System. In Ungarn hätte ihn der Bezirksarzt in die zuständige Klinik überwiesen, oder man wäre über Mundpropaganda »privat« an die landesweite Kapazität gelangt – das bedeutete unter anderem eine ausreichende Menge Geld in einem neutralen Briefumschlag, der den Besitzer wechselte. Die Motive für ärztliches Handeln waren zwar nicht immer so kommerziell, aber im Prinzip doch klar und durchschaubar.

In Deutschland aber fehlte János das Gespür für die Logik dessen, was um seine Diagnose herum passierte. Das war kein Wunder, angesichts der Debatten, die täglich in den Medien um die Gesundheitsreform geführt wurden und statt Lösungen immer neue Probleme aufwarfen. Wer sollte diesen Wildwuchs an Ungerechtigkeiten inmitten des Luxus überhaupt noch durchblicken? Wie sollte ich ihm etwas erklären, was ich selbst nicht verstand?

Unangemeldet standen wir dann plötzlich dem Professor gegenüber, zwischen Putzeimern und Morgenvisite. Wir hatten Glück, dass er uns nicht einfach hinausgeworfen hat.

Monate, vielleicht Jahre

Die irritierende Stelle unter dem Kopfhaar war Krebs, ein bösartiges Gewächs der drüsenbildenden Zellen. Wie konnte das sein? János hatte doch keinerlei Beschwerden?

Dabei wuchs mitten in der Lunge ein Tumor. Er war nicht groß, aber er hatte bereits gestreut und auf die umliegenden Lymphknoten übergegriffen. »Sonst wäre er ja auch nicht am Kopf aufgefallen«, sagte der Onkologe. »Vielleicht haben wir ihn dadurch frühzeitig entdeckt.« Aber der Krebsspezialist fügte auch hinzu: »Die Krankheit ist leider nicht heilbar.« Jedoch hätte man inzwischen Chemotherapien – er füllte rasch Zettel mit Anweisungen für seine Assistenzärzte aus –, die bei guter Lebensqualität … Zeit gewinnen … Monate, vielleicht Jahre. »Das ist allerdings sehr selten.«

Wir schwiegen, als wir das Arztzimmer verließen und durch die endlosen Gänge des Klinikums zum Ausgang gingen. Die Diagnose ließ eigentlich an Deutlichkeit nichts zu wünschen übrig. Und trotzdem konnten wir uns beide nicht vorstellen, dass sein Leben, unser gemeinsames, glückliches Leben plötzlich zu Ende sein sollte. »Ich will nicht sterben«, hatte János zu dem Onkologen gesagt, klar und sachlich. »Ich versuche es mit der Chemotherapie und werde kämpfen.«

Monate. Vielleicht Jahre. Unsere Schritte hallten auf den Fluren, die ich noch so oft entlanglaufen sollte und er immer seltener. Es blieben hundertzwölf Tage bis zu seinem Tod.

»Ich habe Krebs«

Am Abend nach der Diagnose sah János mir in die Augen und sagte: »Weine nicht. Wenn Du weinst, dann muss ich das auch. Und das will ich nicht.« Also habe ich zum Weinen die Wohnung verlassen. Bin morgens durch die Flussauen gejoggt und habe geheult, bis ich nicht mehr konnte und ganz ausgetrocknet und salzig war. Dann bin ich schnell wieder nach Hause gegangen.

Es ist schwer, sich auf das Sterben vorzubereiten, wenn man mit dem Überleben beschäftigt ist. Die Routine der Uniklinik stülpte sich erbarmungslos über uns und ließ uns kaum Zeit für Sinnfragen.

Jeden Tag um sieben wurde in der Tagesklinik bereits Blut abgenommen. Kurz darauf waren wir mit einem Laufzettel in der Hand unterwegs zu immer neuen Untersuchungen – Röntgenaufnahmen, Knochenszintigramm, Ultraschall des Herzens, Lungenkapazitätsprüfung, Blasenspiegelung, Endoskopie des Magens, Hals-Nasen-Ohren-Check.

»Ich weiß es, aber ich kann es nicht glauben: Ich habe Krebs.« Abends, wenn wir wieder nach Hause kamen, telefonierte János, rief seine Familie in Budapest an, die Freunde. Sie haben unterschiedlich reagiert, verlegen, beschwichtigend, schulterklopfend, ratlos. »Es wird schon wieder werden« – was soll man schon anderes sagen auf eine Diagnose, die »unheilbar« lautet. Man kann den Tod nicht vorwegnehmen.

Schicksalsspiele

Ich sah das Zögern in János' Gesicht, als die Schwestern in der Tagesklinik fragten, ob er zwischen den vielen Untersuchungen etwas essen wollte. Dann, nach einem kurzen Moment, sagte er ja und zerteilte entschlossen die Kohlroulade. Nicht aufgeben, das war ihm wichtig. Von Anfang an, bis zum Ende.

Wie kann man nur essen, wenn der Tod hinter einem steht? Ich wunderte mich täglich neu, wie der Körper die Psyche überlistet. Hunger signalisiert, obwohl Essen für das Überleben keine Rolle mehr spielt. Wurstbrote verschlingt, auch wenn der Mund eigentlich schreien will. Kräfte sammelt, als bräuchte er sie für einen weiten Weg.

In der sterilen Anonymität der Universitätsklinik wurde die Cafeteria zu einer Insel der scheinbaren Normalität. Zwischen den vielen Untersuchungen, die den Krebs präziser lokalisieren und typisieren sollten, retteten wir uns in die Geborgenheit des gedämpften Lichtes und der klappernden Teller. Vor dem Kuchenbüffet drängelten sich Patienten und ihre Besucher, verlangten Johannisbeerschaumtorte oder gedeckten Apfelkuchen. Die handfesteren unter den Gästen bestellten ein Wiener Schnitzel oder eine Portion Leberkäse. Es gab zwei Sorten Kartoffelsalat. Wir taten so, als hätten wir noch eine Wahl.

An den Wänden hing Meditationsoptik, Fotografien von blühenden Alpenwiesen und romantischem Schilf. Nur die Raucher hatten keine Bilder, sie drängelten sich in dem schmalen Vorraum, gleich neben dem Cola-Automaten. Einige von ihnen sahen so aus, als könnte ihnen die Sucht nicht mehr schaden, blass, Wollmützen auf den nackten Schädeln oder eines der scheußlich bunten Tücher aus dem Laden nebenan. Ihre Infusionsbeutel schoben sie an einem Gestell auf Rollen mit sich. János sah nicht hin. Er hatte mit 16 angefangen zu rauchen und mit 50 aufgehört. Zu spät.

Wenn er mich bei einer Untersuchung nicht dabeihaben wollte, die Schmerzen nicht zeigen, die Angst, dann kam ich allein in die Cafeteria. Ich setzte mich an einen der Tische am Rande des langen Flurs und starrte in den ständigen Strom der Menschen. Manche liefen in Straßenkleidung vorbei, die kleine Reisetasche mit den nötigsten Utensilien in der Hand, Unsicherheit im Gesicht. Andere waren in Pyjama und Morgenmantel, auf den Arm ihres Besuchers gestützt. Sie hatten den Kopf eingebunden oder das Bein eingegipst, manche schmerzhaft aussehende Drainagen im Gesicht, Plastikschläuche, die aus der Nase ragten. Pflegehelfer auf quietschenden Gummisohlen schoben Betten mit Patienten vorbei. Einige waren kaum zu sehen, lagen regungslos unter Decken, Monitoren und Infusionspumpen. Ein Araber transportierte seine verschleierte Frau in einem Rollstuhl über den Gang, drei weitere mit schwarzem Schador folgten in einigem Abstand.

Ich spielte Schicksal. Suchte, wenn ich in kämpferischer Stimmung war, nach anderen, die es trotz vernichtender Prognosen schaffen konnten. Ganz wie wir. Oder fahndete voller Zynismus nach denen, deren Schicksal besiegelt war. So wie unseres. Welchen von diesen Menschen würden die Ärzte wohl nicht mehr helfen können? Wer hoffte vergebens? Der junge Mann mit der schützenden Maske vor Mund und Nase? Oder die dicke Frau mit dem rosigen Gesicht und dem Orchideen-Bademantel, die ohne Pause auf ihren kleinen, dünnen Besucher einredete?

Die Toten sah man nicht auf den langen Fluren der Klinik. Sie werden diskret beiseitegeschoben, bis es Abend wird. Dann verschwinden sie in den unterirdischen Versorgungsgängen, sorgsam geplant nach den Gesetzen der Transportlogistik und Hygiene, in den stählernen Kühlkammern. Bald werden die Körper, die eben noch Patienten waren, abgeholt. Es sind die Bestattungsunternehmer, die sich um den letzten Abglanz des Lebens kümmern. Der Krankenakt ist abgeschlossen. Exitus.

Wäre das Sterben leichter gewesen, wenn wir nach Budapest in eine Klinik gegangen wären? *Die Wärme Deiner Muttersprache hätte Dich umhüllt, die Zuwendung, die schon in den vielen Höflichkeitsformen des Ungarischen liegt, den endlosen Möglichkeiten, Zärtlichkeit auszudrücken.* »János bácsi«, Onkel János, *hätten die Schwestern zu Dir gesagt,* »bitte belieben Sie, Ihren Hintern zu heben ...«. *Und die Ärzte hätten elegant drumherum geredet. Von Demokratie im Gesundheitswesen hält man in Ungarn nicht viel, tödliche Prognosen wurden den Patienten bis vor kurzem ganz verschwiegen. Aber Du hättest die Zeichen alle lesen können ...*

Stattdessen musste ich Dir alles übersetzen, die Befunde, die Aufklärungsgespräche, die Einverständniserklärungen. In den 15 Jahren unserer Beziehung hattest Du nie wirklich Deutsch gelernt, kapituliert vor Derdiedas und Fällen, die das Ungarische nicht kennt. Aus dem Scheitern einen gewissen Stil entwickelt. Dich lächelnd in die Verständnislosigkeit zurückgezogen, wenn Dich etwas nicht interessierte. Diese Taktik funktionierte jetzt nicht mehr. Man sah Dir an, wie sehr Du auf einmal begreifen wolltest.

Ich bemühte mich, so gut es ging, ein aufrichtiger Dolmetscher zu sein, möglichst eins zu eins das zu sagen, was sie sagten, nichts zu verschweigen und nichts zu beschönigen. Aber das war nicht einfach, denn die Ärzte wollten im Vagen bleiben und trotzdem richtig verstanden werden. Und wie übersetzt man schon so Begriffe wie »raumforderndes Geschehen«? »Tumor«, *stotterte ich, unfähig, schönere Worte zu finden.*

Trotzdem irritierte Dich meine Art, alles immer wieder zu hinterfragen – wieso jetzt diese Untersuchung, warum jene erst Montag? »Sie machen das jetzt, weil ...«, *erklärte ich,*

»denn sie hoffen, dass ...«. Du schnittst mir das Wort ab:
»Du willst immer schlauer sein als alle anderen!« Verzweif-
lung über Deine Abhängigkeit lag in diesem Ausbruch. »Ich
will es gar nicht so genau wissen. Ich glaube den Ärzten, und
fertig!«

Als Du schon Traum und Wirklichkeit nicht mehr rich-
tig auseinanderhalten konntest, schrieb sich die nette dicke
Nachtschwester mit dem Kugelschreiber ungarische Voka-
beln auf ihr Handgelenk: »Tessék inni« – trinken Sie doch
bitte, und »valami fáj« – tut was weh? Vier Worte Heimat
auf dem Weg ins Unbekannte.

Letzte Chancen

Ärzte kämpfen gegen den Tod, mit allem, was sie aufbie-
ten können. Fast immer haben sie noch eine letzte Chance, können dem Leben ein paar Stunden oder Tage abrin-
gen, manchmal mehr. Krebspatienten sterben nicht mehr
an ihrem Tumor, sondern an den Folgen der Chemotherapie oder Bestrahlung. Intensivpatienten überleben
schwerste Verletzungen, aber vielleicht nicht den Kran-
kenhauskeim, der alle Hygieneschleusen überwunden hat.
Komapatienten erliegen nicht ihren Hirnschäden, sondern
sterben, weil irgendwann beschlossen wird, die künstliche
Ernährung einzustellen. Meist lässt erst der Verzicht auf
eine weitere medizinische Behandlung den Tod zu.

Der Kampf gegen die Krankheit läuft nur selten nach
einem klaren Schlachtplan ab, auch wenn »evidence
based« zu den Schlagwörtern der modernen Medizin gehört – der gewissenhafte und vernünftige Gebrauch wis-
senschaftlicher Erkenntnisse in der Versorgung individu-

eller Patienten. Die Vernunft aber hat ihre Grenzen, wenn es um Liebe und Verzweiflung, um Hoffnung und Mitleid geht. Aber auch Ehrgeiz und ärztliche Hierarchien, Kostendruck und Überforderung spielen eine Rolle.

Viele Eingriffe sind medizinische Routine, andere bringen Geld, wieder andere spiegeln ethische Wertvorstellungen wider. Einige werden von der Verwaltung oktroyiert, manche dienen der Forschung, viele der Abwehr juristischer Folgen – »defensive medicine«, dieser Begriff hat sogar schon Eingang in die wissenschaftliche Literatur gefunden. Die Motive für ärztliches Handeln werden dem Patienten selten bewusst, den Konflikt, falls es ihn gibt, will er vielleicht gar nicht kennenlernen.

Nicht immer ist Überleben die bessere Alternative. Aber wer will das schon, die letzten Chancen verschenken?

Der richtige Glauben

»Wenn die Wunder auf sich warten lassen, werden auch die Gebete weniger.« Die Patientin auf der chirurgischen Station lächelte verlegen. Sie war mit dem Rollstuhl über die vielen Flure und dann mit dem Lift hinunter zur Ladenstraße gefahren und hatte Glittergel gekauft – winzige rote Sternchen glänzten in ihrem dunklen Haar. Nicht aufgeben, sich nicht und die Hoffnung nicht.

Seit zwei Jahren bestand ihr Universum nur noch aus Überlebenswillen. Bei einer gynäkologischen Routineuntersuchung war eine Verhärtung an der Hüfte festgestellt worden. Knochenkrebs. Nach zwölf Operationen, immer neuen Rückfällen, Chemos und Bestrahlungen war sie jetzt tumorfrei, jedenfalls für den Moment. Doch sie laborierte an den Nebenwirkungen der vielen Therapien, einem löchrigen Darm, Muskelschwäche, Schmerzen und vor allem der Einsamkeit. Der Traum von eigenen Kindern war ihr mit den Metastasen herausgeschnitten worden, ihr Mann hatte eine Neue gefunden und sie verlassen. Und selbst die katholische Gebetsgruppe, die sie zweimal wöchentlich besucht hatte, kam nicht mehr so oft.

Es ist schwer, den richtigen Glauben zu haben, wenn die Zweifel sich erst einmal festgebissen haben. Wenn die Heilung sich nicht einstellt, scheint auch die ganze Effizienz des Klinikalltags plötzlich ziel- und sinnlos zu sein. Krankenhäuser haben keinen Platz für Misserfolge.

Nur ein einziges Mal in den zwei Jahren, sagte die Frau leise, habe ihr ein Arzt mitfühlend die Hand auf die Schulter gelegt. Im Krieg gegen den Krebs ist Schwäche nicht erlaubt.

Warten auf Wunder

Die Behandlungszimmer der onkologischen Tagesklinik sahen trügerisch nach einem Überlebenskonzept aus. Drei Betten, zwei Behandlungsstühle, ein Tisch, Sitzgelegenheiten für die Angehörigen. Die Patienten konnten sich entscheiden, ob sie die Prozeduren lieber aufrecht oder liegend ertragen wollten. Morgens um sieben nahmen die jungen Assistenzärzte Blut ab, und wenn eine Stunde später die Ergebnisse da waren, legten sie Kanülen zu Infusionsbeuteln und -patronen. Kochsalzlösungen wurden im richtigen Moment gegen schwermetallhaltige Gifte und Medikamente gegen den Brechreiz ausgetauscht. Die Frauen der Patienten strickten Schals oder lösten Kreuzworträtsel, während ihre Männer sich über die jüngsten Nebenwirkungen ihrer Behandlung unterhielten.

Wenn die alle so locker mit ihrer Krankheit umgehen, dachte ich, dann schaffen wir das auch.

Sechs Durchgänge, hatte der Professor gesagt. Sechs Chemotherapien mit mehreren Wochen Erholungspausen dazwischen bräuchte es wohl, bis der Tumor in der Lunge hoffnungsgemäß einfrieren würde, vielleicht sogar (»sehr selten«) schrumpfen. Danach erst, so die neueste Lehrmeinung, würde man ihn herausschneiden.

Wir warteten also in der Tagesklinik auf Dutzende Untersuchungstermine und Befunde. Die Krebsmarker in János' Blut waren hoch und widersprüchlich, und bevor der Ursprungstumor nicht präzise lokalisiert war, konnte die Chemotherapie nicht begonnen werden. »Seien Sie nicht nervös, so viel Zeit haben wir noch«, brummte der Professor. Was er nicht sagte, war der Grund dafür: Die Chancen, mit der Behandlung etwas auszurichten, waren ohnehin verschwindend gering.

Manche der Patienten kamen schon seit Jahren her, andere sahen aus, als wäre dies das letzte Mal. Doch nach fünf, sechs Stunden verabschiedeten sie sich alle wieder nach draußen, in ein vielleicht noch so kurzes Leben außerhalb der Klinik: »Ja dann, alles Gute. Vielleicht sehen wir uns beim nächsten Mal wieder!« Wer weiß.

Luisa warnte: »*Wenn Sie Chemotherapie machen*«, *beharrte unsere chinesische Heilpraktikerin,* »*ist Immunsystem kaputt. Ich würde nicht machen ...*«. »*Das Gift blockiert die Selbstheilungsmechanismen*«, *warnte ein Arzt, Experte auf dem Gebiet der biologischen Krebstherapie.* »*Fliegt lie-*

ber auf die Philippinen und sucht Euch einen guten Schamanen«, sagte eine Freundin, selbst Psychotherapeutin. *Es ist viel leichter, etwas über sich ergehen zu lassen, als sich zu wehren.*

Ich wünschte mir, ich hätte den Mut gehabt, irgendeinen dieser Vorschläge ernsthaft mit Dir zu diskutieren. Aber ich übersetzte sie nur, halbherzig. Dir war die Vorstellung ohnehin fremd, dass man über eine Therapie völlig unterschiedlicher Ansicht sein konnte. In Ungarn war man froh, an einen guten Arzt zu geraten, und dem vertraute man sich dann an.

Zur Akupunktur, die Deinen Körper entgiften sollte, gingst Du deshalb wie zu einer Opferbank. Du verzogst das Gesicht, wenn Luisa eine ihrer Nadeln in Dich steckte, und den chinesischen Kräutertee, den ich in einem komplizierten Verfahren zu Hause herstellen musste, hast Du sofort wieder ausgebrochen, voller Widerwillen. Ich verlor die Fassung. »In der Klinik lässt Du alles mit Dir machen«, rief ich wütend, »aber wenn ich versuche, mit sanften Methoden etwas Positives für Dich zu tun, dann kotzt Du! Du willst gar nicht!!«

Ich sehe Dein Gesicht vor mir, die Verletzung, die Einsamkeit. Eingesperrt mit Deinem Krebs in Deinem Körper. Und ich stand draußen.

Liegengelassen

Paradox. Je mehr die Medizin kann, desto weniger Vertrauen bringt man ihr entgegen.

Eine 89-Jährige, die von ihrer ambulanten Altenpflegerin mit einem Oberschenkelhalsbruch auf dem Boden liegend gefunden wurde, weigerte sich, den Notarzt rufen zu lassen. Sie wolle nicht »an Schläuche angeschlossen und liegengelassen werden«, erklärte sie und verbarrikadierte sich in ihrer Wohnung: »Das ist mein Grundrecht auf Unversehrtheit meiner Privatsphäre!« Sie starb wenige Tage später in ihren vier Wänden.

Das Beispiel, vorgebracht auf einer Tagung über Risiken und Chancen der Medizin, erhielt dort Beifall von Pflegekräften, Ärzten und Angehörigen. Die Betroffene, so hieß es, habe wenigstens ihr »Recht auf Sterben in Würde« verteidigt. Doch kann das würdevoll sein, wenn ein Mensch ärztliche Hilfe verweigert, weil er Angst davor hat?

In der Schweiz, wo die Sterbehilfeorganisation Exit einen vorzeitigen Tod auch in Altenheimen anbietet, ist die Zahl der lebensmüden Senioren gestiegen. Was macht ihnen wohl mehr Angst: ein langsames Sterben oder ein langes Leben?

Entscheidungskonflikte

Die Frage, wann und wie das Leben endet, wird immer komplizierter.

Ein 67-jähriger Mann, sportlich und beruflich immer noch aktiv. Die vergangenen Wochen hatte er unter leichtem Unwohlsein und wiederkehrendem Fieber gelitten. Der Hausarzt zog die Stirn in Falten, als er das Blutbild sah, und schickte ihn ins Krankenhaus. Sein Verdacht bestätigte sich: akute Leukämie.

Das Labor der Uniklinik konnte die Krankheit in wenigen Stunden typisieren. Die eindeutige Prognose: vier Wochen Lebenserwartung ohne Therapie oder sechs bis achtzehn Monate bei einer harten und risikoreichen Behandlung. »Ich kann mir das nicht vorstellen. Ich kann das nicht entscheiden«, stammelte der Betroffene, eben noch gesund und voller Pläne. »Sagen Sie mir, was ich tun soll, Herr Professor?«

Es gibt aber keine medizinische Antwort auf seine verzweifelte Frage.

Immer häufiger sollen ethische Konsile klären, was Ärzte allein nicht mehr entscheiden können. Dann debattieren sie mit Psychologen, Theologen und Juristen über Moral und Ethik, über »kommunikative Kompetenz« und die »Semantik im Diskurs« zwischen Experten und Betroffenen. Doch die wahren Fragen sind: Wäre es besser, schneller zu sterben? Welchen Preis kostet der Kampf um Lebensverlängerung? Die wenigsten Ärzte haben den Mut, diese Frage zu beantworten. Die wenigsten Patienten wollen sie stellen.

Wir jedenfalls haben sie nicht gestellt.

Chirurgenstahl

Über unseren Abgrund führten viele kleine Brücken. Ich dachte mir: Nur nicht hinuntersehen.

»Der Ultraschall ist völlig in Ordnung«, gratulierte der Arzt fröhlich, als er mit János aus dem Untersuchungszimmer im Untergeschoss der Klinik kam. Dessen krankes Herz, die schweren Rhythmusstörungen angeblich nicht therapierbar, schlug seit der Krebsdiagnose kräftig und regelmäßig. Ein medizinisches Wunder. Mehr davon, dachte ich, ohne rechte Überzeugung. Aber die meisten der Kontrollen deuteten auf Entwarnung: die Lungenfunktion okay, keine bösartigen Lymphknoten im Halsbereich, die Computertomografie ohne weiteren Befund – wenn man mal von dem Tumor in der Lunge absah. »Gar nicht mal so groß«, schwadronierte der junge Assistenzarzt in der onkologischen Tagesklinik, vermutlich, um überhaupt irgendetwas zu sagen. Denn immerhin gab es schon die Beule am Kopf, die Metastase, die uns überhaupt erst auf den Krebs aufmerksam gemacht hatte. »Aber die ist außerhalb der Schädeldecke und penetriert nicht in das Gehirn, seien Sie ganz unbesorgt!«

Ich übersetzte es, János hörte stumm zu und glaubte kein Wort.

»Tumormarker sagen eigentlich nicht viel aus«, erklärte der Stationsarzt. »Die Knoten auf Ihrem Rücken sind Verspannungen, nichts Bösartiges«, beruhigte der Krankengymnast. »Vielleicht haben Sie doch noch mal Glück gehabt«, freute sich der Professor über die neuesten Röntgenbilder, die keine weiteren Metastasen zeigten. »Atembeschwerden? Die sind psychosomatisch. Ihre Sauerstoffversorgung liegt bei 100 Prozent«, beschied uns der Assistenzarzt.

János' Körper begann zu zerfallen, doch noch hatten sie für jedes Symptom ein Rezept.

Die bohrenden Schmerzen im Unterbauch, die eines Nachts plötzlich einsetzten, kämen von einem Leistenbruch, entschieden die Ärzte. Der schwere Koffer, den János bei der Rückkehr von unserem Urlaub vier Treppen hochgeschleppt hatte? »Wir operieren das, sonst bekommen wir später unter der Chemotherapie Probleme, wenn sich der Bruch vergrößert«, empfahl der leitende Onkologe. János sah mich unsicher an, bevor er nickte. War wirklich noch so viel Zeit? Ich hatte keine Ahnung.

»Mit Lungenkrebs – da würde ich mir keinen Bruch mehr operieren lassen!«, sagte der Chirurg mit der Direktheit, die seinen Berufsstand auszeichnet. »Das dauert zwei Wochen, bis die Wunde ausheilt, und so lange können Sie nicht mit der Chemo anfangen.« Mit zwei Kollegen fingerte er an János' Bauch herum. Sie waren sich nicht einig, ob es wirklich der Leistenbruch war, der die starken Schmerzen verursachte. Nach diesem so genannten Aufklärungsgespräch ließen sie uns auf dem Problem sitzen. »Sie können es sich ja bis morgen früh noch mal überlegen.«

Ich fühlte mich elend. Und, weil ich sie übersetzen musste, mitschuldig. Hatten sie nicht mit unserem Onkologen gesprochen? War nicht das Für und Wider der Operation in irgendeinem der vielen Konsile diskutiert worden? Ich schämte mich für ihre routinierte Gleichgültigkeit. Das mangelnde Feingefühl. Den fehlenden Respekt vor der Angst und dem Leid. Ihre Feigheit, Verantwortung zu übernehmen. Die chirurgenstahlpolierte Kälte des Westens.

Doch dann entdeckten sie, als sie am nächsten Morgen den Eingriff durchführten, wirklich nicht den kleinsten Knoten während der Bauchspiegelung. Sie klammerten das Gewebe zusammen, und die Schmerzen schienen abzunehmen. Hoffnung brandete über uns.

Hauchdünne Linie

Die Kanzlei ist nicht groß. Sie liegt am Stadtrand von München, versteckt in einer Seitenstraße zwischen Mietwohnungen und Reihenhäusern, im Hintergrund die grünen Isarauen. Hier arbeitet Wolfgang Putz, eine Art Robin

Hood für diejenigen, die sterben möchten, aber nicht dürfen. Die sterben sollen, aber nicht unbedingt wollen, sagen seine Gegner.

Von Lebensschützern wurde der auf Medizinrecht spezialisierte Anwalt bereits angezeigt und bedroht. Doch im Kreise derer, die sich gegen eine Lebensverlängerung mit allen medizinischen Mitteln einsetzen, hat er eine Art Heldenstatus. »Seit 1986«, heißt es auf seiner Webpage, »haben wir das Sterben von Menschen im ganzen Bundesgebiet juristisch begleitet.«

Wer sterben will und nicht mehr handeln kann, braucht dazu nicht selten einen Anwalt – zumindest wenn er nicht mehr in der Lage ist, sich das Leben zu nehmen. Denn Personen, die hilflos sind – sei es durch einen Schlaganfall, einen Unfall oder eine andere Trübung des Bewusstseins –, werden am Leben erhalten, für Monate, manchmal Jahre, auch wenn ihr Zustand keinerlei Besserung verspricht.

»Die meisten Ärzte kennen sich juristisch nicht aus. Das kann viel Leid auslösen.« Wolfgang Putz blättert schwungvoll durch einen Stoß Folien, die er mit zu seinen vielen Vorträgen nimmt – zu Patientenorganisationen, Sozialverbänden, Pflegeteams. Schematisch sind dort Tod und Leben, Recht und Unrecht aufgezeichnet, beide nur durch hauchdünne Linien voneinander getrennt.

»Die wenigsten wissen«, sagt Putz und sucht nach einer weiteren Folie, um seine Argumente auch optisch zu untermauern, »wie die Gesetzeslage ist. Sie glauben, eine Behandlung zu unterbrechen, zum Beispiel durch Ausschalten eines Gerätes, sei bereits aktive Sterbehilfe und damit illegal. Aber das ist Nonsens!« Und er klopft energisch mit dem Kugelschreiber auf die Grafik.

Auf der einen Seite stehen dort die legalen Varianten, einen Menschen seinem Willen gemäß sterben zu lassen. Erstens: durch Unterlassen oder auch Unterbrechen einer ärztlichen Behandlung, die er nicht will – zum Beispiel einer Beatmung. Zweitens: durch Inkaufnehmen eines früheren Todeszeitpunkts beim Bekämpfen von Symptomen – zum Beispiel, wenn ein Patient an den Folgen eines operativen Eingriffs stirbt, der sein Leiden lindern sollte. Und drittens: durch Verschaffen eines Mittels, mit dem der Patient sich selbst das Leben nehmen möchte. »Selbst das«, sagt Rechtsanwalt Wolfgang Putz und lehnt sich in seinem Stuhl zurück, »ist juristisch gedeckt.« Den Ärzten allerdings untersagt dies das ärztliche Standesrecht.

Einsam steht auf der anderen Seite seiner Folie, was in Deutschland, im Gegensatz zu den Niederlanden oder Belgien, nicht erlaubt ist: die »aktive Sterbehilfe«. Einen Patienten durch eine Spritze oder eine andere Medikamentengabe gezielt zu töten.

Kreuzweg

Plötzlich war es das Kreuz. Seit seiner Jugend war János' Rücken seine empfindlichste Schwachstelle, die auf Heimweh genauso sensibel reagierte wie auf lange Autofahrten. Warum nicht also auch auf die Angst vor dem Krebs?

Aber die Schmerzen seien »irgendwie anders als sonst«, sagte er unruhig und presste seine Hand auf die Nierengegend.

Wenige Tage später zeigte ein spezielles diagnostisches Verfahren, ein Szintigramm des Skeletts, »Spots« – Tumorzellen in Wirbel- und Beckenknochen.

»Nein, wirklich günstig ist das nicht«, sagte der junge Assistenzarzt verlegen, den ich hartnäckig noch kurz vor Dienstschluss nach den Ergebnissen gefragt hatte. Ich wusste, dass dieser Befund entscheidend für die Lebenserwartung war. Aber zur sichtbaren Erleichterung des Arztes fragte ich nicht nach den Konsequenzen.

Ich wollte die Antworten weder hören noch für János übersetzen.

Du lagst zusammengekrümmt *und bleich auf dem Bett, die Augen nass von der Anstrengung, nicht aufzufallen. Es war Dir unangenehm. Die beiden anderen Patienten der Tagesklinik, zwei ältere Herren, zeigten offen ihr Mitgefühl. Ihre Frauen blickten kurz von ihrem Strickzeug auf. Es war November.*

Die drei jungen Ärzte wurden zusehends nervöser. Wir hielten den Betrieb auf. Zwischen sieben und 17 Uhr musste täglich der enge Terminplan rund um Untersuchungen, Blutabnahmen, Warten auf das Labor und das Legen der Infusionen abgefahren werden, inklusive Übelkeitsattacken, Aufklärungsgespräche und Papierkram. Doch sie kamen mit Deinen Schmerzen nicht zurecht. Die angeforderten Experten der Schmerzambulanz waren zwei Tage lang nicht auf der Station aufgetaucht. Zu viel zu tun.

Je länger die Qualen trotz der Medikamente anhielten, desto hilfloser wurden die Ärzte. Fragten fast aggressiv, ob es immer noch nicht besser sei. Machten ein abweisendes Gesicht. Schließlich gingen sie hinaus, um zu telefonieren. Sie fanden ein stationäres Bett auf der Onkologie. Man könne nun nicht mehr länger nach dem Ursprungstumor fahnden, um eine Therapie so genau wie möglich zuzuschneiden, er-

klärten sie. Man müsse schleunigst mit der Chemotherapie anfangen. Morgen.

Du warst erleichtert, dass endlich etwas getan werden würde. Aber Du hattest auch Angst vor dem Gift. Auf der Onkologie waren die Schwestern besonders nett. Ein iranischer Assistenzarzt untersuchte Dich, sachlich, ohne auch nur einmal zu lächeln. Dann legte er Dir Infusionen, um Deinen Organismus »durchzuspülen«. Abends um halb neun, als es schon still wurde auf den Fluren, kam der Stationsarzt und erklärte mit knappen Worte, wie die Chemotherapie morgen vor sich gehen würde.

»Sie wissen aber schon«, sagte der kleine Mann mit der Nickelbrille und den wässrigen Augen drohend, »dass wir Ihrem Mann vielleicht auch gar nicht helfen können. Aber darüber kann ich mich jetzt nicht mit Ihnen unterhalten. Es gibt es noch andere Patienten, die auf mich warten!« Und verschwand.

Wille und Weg

Wo die juristische Grenze zwischen Amlebenhalten und Sterbenlassen genau verläuft, ist bis heute nicht endgültig geklärt – obwohl es zwei Grundsatzurteile des Bundesgerichtshofs dazu gibt.

Das erste aus dem Jahr 1994 hält fest, dass eine ärztliche Entscheidung, die das Sterben ermöglicht, grundsätzlich zulässig ist, wenn das dem Willen des Betroffenen entspricht. Das gilt sowohl für das Lebensende wie auch für den Weg dorthin, also auch für Koma- oder Demenzpatienten, die mit medizinischer Hilfe noch Jahre leben könnten.

Das zweite Urteil aus dem Jahr 2003 behandelt die Frage, wie dieser Wille ermittelt werden kann. Nachdem ein 69-jähriger Mann nach einem Herzinfarkt in ein anhaltendes Wachkoma gefallen war, forderte sein Sohn und Betreuer zwei Jahre später die Einstellung der künstlichen Ernährung. Das hatte sein Vater für den Fall einer »irreversiblen Bewusstlosigkeit« schriftlich verfügt.

Das Amtsgericht untersagte jedoch den Eingriff, der zum Tode führen würde. Drei weitere Instanzen kamen zu widersprüchlichen Einschätzungen, wer in einem solchen Fall zu entscheiden habe.

Schließlich befanden die Karlsruher Richter, dass der Patientenwille auf jeden Fall zu achten sei – selbst dann, wenn er nicht schriftlich, sondern nur mündlich bezeugt wäre. Doch sie schränkten diesen Grundsatz auch gleich wieder ein: Wenn die Ärzte trotz des erklärten Sterbewillens eine »lebenserhaltende oder -verlängernde Behandlung« anböten, müsse ein Betreuer sich an das Vormundschaftsgericht wenden, um den Tod gegen dieses medizinische Verdikt durchzusetzen.

Einerseits scheint das eine sinnvolle Einschränkung zu sein. Wer weiß schon, unter welchen Umständen die Patientenverfügung unterzeichnet wurde? Wer weiß schon, ob die Bedingungen jetzt wirklich so sind, wie der Betroffene sie sich irgendwann einmal vorgestellt hat? Und was für Motive den Betreuer treiben? Letztlich können nur Ärzte beurteilen, welche Folgen ein medizinischer Eingriff haben kann, welche Risiken damit verbunden sind, welche Schmerzen, Bewusstseinsveränderungen oder Erleichterungen.

Andererseits bieten Ärzte längst nicht nur das an, was »indiziert« ist, also nach sorgfältiger Abwägung medizinisch noch sinnvoll scheint. Sie tun stattdessen oft alles, was medizinisch möglich ist. Und das ist längst nicht immer im Sinne des Patienten.

Deus ex machina

Ein Mann auf der Intensivstation einer deutschen Uniklinik. Er hat Krebs, Metastasen im ganzen Körper. Während der Chemotherapie entwickelt er lebensbedrohliche Herzprobleme. Er liegt in einem künstlichen Koma, wird beatmet und erhält kreislaufstabilisierende Mittel. Einige seiner Betreuer fragen sich, wozu. Der Patient hat nicht mehr lange zu leben, die intensivmedizinische Behandlung ist nicht angenehm für ihn. Außerdem kostet sie viel Geld. Doch der Oberarzt hat den Ehrgeiz, den Kranken nicht auf seiner Station zu »verlieren« – das wäre schlecht für die Statistik. Er will im Bauchraum des Patienten eine Minipumpe installieren, die das Blut – was das Herz nicht mehr schafft – wieder nach oben pumpt. Das wäre eine »gute therapeutische Brücke«, um den Patienten wieder in die Onkologie zu entlassen, argumentiert er. Erst ein interdisziplinäres Konsil verschiedener Fachärzte setzt der skurrilen Absicht ein Ende. »Wo eine Brücke ist, ist auch ein Weg«, sagt der hinzugezogene Kardiologe. »Aber wohin soll der hier führen?«

Für unlösbare Konflikte erfand die griechische Tragödie einen Gott, der bei Bedarf mit einem mechanischen Kran auf die Bühne gehebelt wurde. In der Medizin ist von diesem Deus ex machina nur noch die Technik geblieben. Sie gibt dem Leben neue Dimensionen, die Sinnfragen aber müssen andere klären.

So erlebt heute eine neue Generation von Menschen mit schweren Behinderungen durch fortschreitende Stoffwechsel- oder Nervenerkrankungen das Erwachsenenalter. Vor zehn oder zwanzig Jahren wären sie schon in jungen Jahren gestorben. Patienten mit Muskelschwund zum Beispiel, die früher ihre letzten Monate auf der Intensivstation gefristet haben, können heute trotz ihres fortschreitenden Verfalls noch über Jahre ein aktives Leben im Rollstuhl führen, wo sie künstlich beatmet und ernährt werden. Ihr Leben wie ihr Leiden werden verlängert.

Wer das nicht will, muss sich gegen die Apparate entscheiden und damit für seinen Tod. Das hat aus dem Sterben einen grundsätzlich anderen Vorgang gemacht – einen, der verlangt, den Schalter umzulegen.

Allein die Erfindung der Magensonde Ende der 80er Jahre hat die Frage, was der Preis für eine Verlängerung des Lebens ist, erneut gestellt. So überleben 140 000 Menschen in Deutschland nur, weil sie mehrmals täglich über eine solche PEG (perkutane endoskopische Gastroskopie) konzentrierte Spezialnahrung in ihren Magen gepumpt bekommen. 70 Prozent davon sind Heimbewohner, für die niemand Zeit hat, um sie zu füttern. Jeder Zweite darunter ist dement und hat vielleicht vergessen, dass er hungrig ist.

Die Technik hat die Dramaturgie des Lebens verändert. Was kann dann noch als »Grundleiden mit irreversiblem tödlichen Verlauf« verstanden werden, das der Bundesgerichtshof zur Bedingungen machte, um eine medizinische Lebensverlängerung abzubrechen?

Das ganze Leben läuft unumkehrbar auf sein Ende zu. An welchem Punkt wird sein Sinn in Frage gestellt?

Zu früh

Die beiden sehen aus wie eine moderne Pietá.

Wenn Lara Hunger hat, setzt die Mutter sie in ihren Schoß und umfasst den schmalen Körper der Neunjährigen mit dem linken Arm. Den Kopf des schönen, dunkelhaarigen Mädchens lehnt sie an ihren Hals, während sie mit der Rechten die dicke Spritze unter Laras Pullover ergreift und langsam, ganz langsam die konzentrierte Spezialnahrung über einen dünnen Schlauch in ihren Magen drückt. Eine Mahlzeit über die Sonde umfasst drei Spritzen und dauert eine gute halbe Stunde. Während der Prozedur erzählt sie ihrer Tochter eine Geschichte oder sie hören eine Märchen-Kassette.

Lara kann sich nicht bewegen, sie hat metachromatische Leukodystrophie (MLD). Diese erbliche Nervenkrankheit ist sehr selten. Laras Eltern trugen beide, ohne es zu wissen, denselben Genschaden in ihrer DNS. Hätten sie jeweils andere Partner gefunden, wäre die Anlage in ihrer Familie ausgestorben.

Doch so fing Lara mit drei Jahren an zu stolpern und zu fallen. Erst dachten die Eltern an eine harmlose Entwicklungsstörung. Dann wurde nach einer monatelangen Odyssee durch Arztpraxen und Kliniken klar: Lara würde nach und nach alle ihre Fähigkeiten verlieren. Ein Gendefekt sorgte dafür, dass sich die Umhüllungen der Nervenzellen auflösten, die für den Weitertransport der Signale zuständig waren.

Mit fünf Jahren konnte sie nicht mehr richtig schlucken und wollte plötzlich nicht mehr essen. Früher hätte Lara nun sterben müssen. Doch ihre Eltern entschieden sich für eine Magensonde. »Natürlich haben wir überlegt, ob das richtig ist«, sagt ihre Mutter. »Aber damals konnte sie noch so viel, war noch so lebendig. Es wäre einfach zu früh gewesen für sie zu sterben.«

Vier Jahre später kann Lara keinen einzigen Muskel an ihrem Körper mehr gezielt bewegen. Sie ist blind und verliert das Gehör. Nachts müssen Vater oder Mutter neben ihr schlafen, um sie umzulagern, falls sie sich an ihrem Speichel verschluckt. Tagsüber holt sie ein Minibus in eine Spezialschule für Schwerstbehinderte. Lara wird mit einem Brustgurt in einen Rollstuhl geschnallt, damit sie aufrecht sitzen bleibt. Ihr Kopf wird fixiert. Zweimal am Tag hängen ihr die Erzieher einen kleinen Motor an, der automatisch die Sondennahrung in ihren Magen pumpt. Bis auf einen einzigen Jungen aus der Nachbarschaft hat sie alle Freunde verloren. Alles, was ihr bleibt, sind diese Minuten der Innigkeit im Schoß ihrer Mutter.

Als Nächstes wird Lara langsam den Verstand verlieren. Statistisch gesehen hat sie durch die Magensonde eine verlängerte Lebenserwartung von bis zu zwölf Jahren. Alle paar Monate fahren ihre Eltern mit ihr in ein Hospiz, wo sich die Familie gemeinsam auf den Tod vorbereitet.

»Es wäre einfach zu früh gewesen, sie damals sterben zu lassen«, sagt die Mutter ein zweites Mal.

Zwei Tage Infusionen auf der Onkologie – Chemotherapie und Schmerzmittel – hatten ein kleines Wunder vollbracht. Du warst auf der Seite liegend aufgewacht, was die Schmerzen in Kreuz und Becken bis dahin nicht erlaubt hatten. Und dann hattest Du Dich vorsichtig aufgesetzt. »Stell Dir vor, was ich mache«, sagtest Du morgens am Telefon. »Ich SITZE im Bett!« Dein Strahlen drang durch den Hörer. Es war das letzte Mal, dass ich das Glück in Deiner Stimme hörte.

Schon wenige Tage später, zu Hause, war die Euphorie verflogen. Die Schmerzen kehrten zurück, erst leise, aber penetrant, dann unverhohlen bohrend, schließlich lähmend. Sie drängten sich zwischen uns, bestimmten unseren Tagesablauf, nahmen uns den Schlaf, veränderten uns. Ich stand vor dem Apotheker und bettelte, dass er mir die Opiate noch heute Abend und ohne Rezept aushändigen solle – es hing irgendwo in der Post fest. Du flehtest mich an, Dir schon kurz nach Mitternacht wieder von dem Narkotikum zu geben. Fingst an, mich zu hassen, weil ich mich an die Anweisung hielt – vier Stunden Pause zwischen den 30 Tropfen, erst um zwei Uhr wieder. Ich sah Dich leiden und hasste mich selbst dafür.

Später, als Du wieder in der Klinik warst, sagtest Du einer Freundin: »Ich halte die Schmerzen nicht mehr aus!« Ich weiß, dass Du sie für mich ertragen hast.

Am schlimmsten waren sie, als Du schon in der Schlafnarkose lagst und von anderen gewaschen und neu gelagert werden musstest. »Halten Sie seinen Kopf«, bat die Schwester, »das sollte jemand tun, der ihm nah und vertraut ist.« Und sie fingen an, Dich ganz langsam auf die Seite zu drehen. Du hast geschrieen. Schnapptest nach Luft und hecheltest wie ein Tier, mit hochrotem Kopf, die Augen aufgerissen, ohne zu sehen.

Ich barg Dein Gesicht in meinen Armen und konnte nichts tun. »Anyu, anyu!« – hast Du verzweifelt gerufen. »Úgy fáj!!«

Mutter, Mutter! Es tut so weh ...

Defekt

In vielen Patientenverfügungen steht der Satz: »Im Falle meiner anhaltenden Bewusstlosigkeit verfüge ich ...«, gefolgt von dem Wunsch, Beatmung und künstliche Ernährung nach dem Zeitpunkt X abzustellen.

Ob das wirklich geschieht, hängt oft von einer konfliktreichen Auseinandersetzung zwischen Angehörigen, Bevollmächtigten und Medizinern ab. Dem fachlichen Urteil der Ärzte räumen die Richter des Bundesgerichtshofs in ihren Grundsatzentscheidungen zu Tod und Leben einen hohen Stellenwert ein. Zu Recht. Aber auch sie können sich irren.

Das zeigt die Debatte um das Koma. Diese tiefe Bewusstlosigkeit hat unterschiedlichen Schweregrade, die durch eine international gültige »Glasgow Coma Scale« definiert werden. Sie entscheidet darüber, ob ein Patient noch eine Chance in einer Reha-Klinik erhalten soll oder gleich in ein Pflegeheim gebracht wird. Die Entscheidung muss innerhalb weniger Wochen getroffen werden, der ökonomische Druck ist groß.

100 000 Menschen fallen in Deutschland jährlich in ein Koma, das länger als eine Woche anhält. Ihr Gehirn wurde schwer geschädigt – durch einen Verkehrsunfall, einen Herzstillstand, durch Ertrinken, einen Selbstmordversuch oder einen Narkosezwischenfall. 40 000 der Betroffenen tragen bleibende psychische und neurologische Schäden davon. Drei- bis viertausend davon scheinen sogar ihre Persönlichkeit zu verlieren: Sie erwachen zwar und beginnen wieder selbständig zu atmen, aber sie können von sich aus keinen Kontakt zu ihrer Umgebung aufnehmen und Eindrücke nicht richtig verarbeiten.

Solche Wachkomapatienten werden in der öffentlichen Wahrnehmung schnell mit Hirntoten gleichgesetzt – denn sie sterben, wenn sie nicht mehr künstlich ernährt werden. Doch ihr Gehirn ist nicht tot. Es zeigt »auftauchendes Bewusstsein« oder »inselförmige Wachheit« in »kognitiven Einzelbereichen«, wie die Forschung das nennt. Manche Betroffene reagieren auf gar nichts, andere auf Reize wie Licht oder Berührungen, einige antworten – aber nicht so, wie man es erwarten würde. Sie zeigen Gefühle wie Angst und Entspannung und reagieren damit auf die Umwelt.

Andreas Zieger, Neurochirurg und einer der profiliertesten Rehabilitationsexperten Deutschlands, kritisiert, dass Komapatienten zu früh aufgegeben würden. Die Kassen zahlten die teure Diagnostik nicht, die notwendig sei, um den Zustand des Gehirns beurteilen zu können, und es gäbe kaum geeignete Rehabilitationseinrichtungen in Deutschland. »Das hängt mit unserem Bild von Behinderung zusammen. Medizin will nur noch kurieren. Was ›defekt‹ ist, wird nicht mehr unterstützt. Es wird selektiert!«

Mitte der 90er Jahre war im Rahmen der Bioethik-Konvention der EU sogar darüber debattiert worden, Komapatienten als Organspender zu verwenden und sie dann – nach dem Ausschlachten – sterben zu lassen. Die Transplantationsmedizin ist ein Sektor, der boomt – eines der wenigen Gebiete, wo Kliniken noch richtig Geld verdienen. Und weil der Medizinbetrieb sonst am Koma nicht genug verdiene, so der Neurochirurg Zieger, gebe es bis zu 40 Prozent Fehldiagnosen.

Zum Beispiel berichtete ein Forscher des Royal Hospital for Neurodisability in London, dass 17 von 40 untersuchten Komapatienten über mehr kognitive Fähigkeiten verfügten, als ihre Ärzte es ihnen zugetraut hatten. Viele waren jedoch schlicht nicht in eine Position gebracht worden, die es ihnen ermöglicht hätte, über Bewegungen oder mit Hilfe eines Schalters zu kommunizieren. Nachdem das geändert worden war, konnte einer der Patienten nach sieben Jahren »Koma« sogar einen Liebesbrief an seine Frau diktieren.

Verhungert und verdurstet

Der Hörsaal des Instituts für Rechtsmedizin an der Münchner Ludwig-Maximilians-Universität. Längst waren alle Plätze der hölzernen Sitzreihen besetzt, und auch auf den Treppen war kein Durchkommen mehr. Ärzte und Schwestern aus den umgebenden Kliniken standen in ihren weißen Kitteln auf den Stufen. Doch immer noch drängten neue Besucher in den Raum, viele davon Ältere. Die Veranstaltung war in den Tageszeitungen angekündigt worden. Es ging um den Fall Terri Schiavo.

Das Schicksal der 41-jährigen Amerikanerin hatte viele Menschen auf der ganzen Welt bewegt. Nach einem Herzinfarkt im Alter von 26 Jahren war die Frau 15 Jahre lang im Wachkoma gelegen. Ihr Mann hatte lange Zeit auf eine Besserung ihrer Situation gehofft, dann aber, als die sich nicht einstellen wollte, die Einstellung der künstlichen Ernährung gefordert und schließlich gerichtlich – gegen die Eltern der Patientin – durchgesetzt.

Bevor es so weit kam, lieferten sich Lebensschützer und Sterbehelfer in den Medien verbale Schlachten und warfen einander wechselweise Mord vor oder aber Unmenschlichkeit, da Terri Schiavo nicht »endlich sterben« dürfe. Ärzte stritten mit anderen Ärzten darüber, ob die Komapatientin leiden würde, wenn man die künstliche Ernährung einstellte. Juristen fällten angesichts dieses Mangels an Expertise völlig unterschiedliche Urteile, wie der Fall zu handhaben sei. Und die Volksseele kochte über vor Mitleid und Rachegelüsten: »Glückwunsch, bald sind Sie Witwer, bald ist Ihre Frau legal verhungert und verdurstet«, schrieb Chefkolumnist Franz Josef Wagner einen offenen Brief in der Bild-Zeitung, nicht ohne anzufügen, dass der Adressat, Schiavos Mann, schon längst mit einer neuen Frau und einer neuen Familie zusammenlebe.

Die Diskutanten im Hörsaal der Rechtsmedizin versuchten, Ordnung in das argumentative Chaos zu bringen. Nein, Sterbende hätten kein Hungergefühl und auch keinen Durst, wenn man dafür sorge, dass ihre Schleimhäute im Mund ausreichend benetzt würden, erklärte ein Palliativmediziner. Andere Ärzte meldeten sich mit Dutzenden von Beispielen, was gerade das Wachkoma für Überraschungen berge, wie sich medizinische Prognosen oft doch nicht erfüllten. Eine Rollstuhlfahrerin im Publikum äußerte Angst, dass behindertes Leben nicht länger als lebenswert gelte. Die Justizministerin warb dafür, schon mit Erreichen der Volljährigkeit eine Patientenverfügung zu machen und diese alle paar Jahre zu aktualisieren. Jüngere Menschen sind durchaus eine Zielgruppe für diese juristische Absicherung – Schädelhirnverletzungen, meist durch Verkehrsunfälle, sind bei den unter 45-Jährigen die häufigste Todesursache.

Am Schluss der Veranstaltung standen vielen Antworten viele neue Fragen gegenüber.

Vom Glück zu sitzen

Herr S. ist trotz seiner 44 Jahre zu seinen Anfängen zurückgekehrt. In Windeln und mit einem Katheter liegt er im Therapiezentrum Burgau bei Ulm, hilfloser als ein Baby. Durch einen Luftröhrenschnitt erhält er Sauerstoff, über eine Sonde fließt Nahrung in seinen Magen. Die Folgen eines schweren Autounfalls füllen mehrere Seiten seines Diagnosebogens: eine offene Schädelhirnverletzung, Quetschungen und Blutungen des Gehirns in mehreren Bereichen, fast jeder Knochen des Gesichts zerschmettert, eine Lungenquetschung und -entzündung durch eingedrungenes Magensekret, entgleisender Stoffwechsel durch die Funktionsstörungen im Gehirn – um nur einige zu nennen.

Unnatürlich bleich liegt der blonde Mann in seinem Bett, sein Atem ist unregelmäßig und schwer, die Hände bewegen sich wie unbewusst im Schlaf, während zwei Physiotherapeuten, ein Mann und eine Frau, an ihm arbeiten. Langsam, unendlich langsam lagern sie den Patienten in vielen einzelnen Schritten auf die linke Seite, greifen dabei an den Punkten an, die er irgendwann selbst wieder mobilisieren soll, versuchen, ihm ein Gefühl für seinen Körper zu geben, durch leichten Druck, Widerstand, Führung. Drähte führen zu Monitoren, die Atemfrequenz, Puls und Blutdruck überwachen und dabei auch zeigen, was Herr S. als unangenehm empfindet. Dann schnellen alle Werte nach oben.

Aber der Patient wehrt sich nicht gegen die Berührungen. Er macht schmatzende Geräusche mit dem Unterkiefer und manchmal öffnet er die Augen, ohne die Umstehenden zu fixieren.

Nach einer halben Stunde mühseliger Arbeit ist der große Moment da: Herr S. soll zum ersten Mal am Bettrand sitzen. Aus der Seitenlage wird der Patient langsam in die Senkrechte gezogen. Der Physiotherapeut umfasst, hinter ihm im Bett kniend, den schlaffen Körper und stützt ihn mit seinem eigenen Leib. Seine Kollegin umfasst die herunterhängenden Füße. Mit der linken Hand hält der Therapeut die Stirn von Herrn S., und mit den anderen knetet er vorsichtig dessen nackten Rumpf. Sein Kopf ist rot vor Anstrengung, der Schweiß rinnt, der Körper des bewusstlosen Patienten ist tonnenschwer.

Doch dann findet die erst ziellos herumirrende Hand von Herrn S. die Bettkante und schließt die Finger um sie, Halt suchend. Dabei seufzt er tief, die Atmung wird mit einem Schlag ruhig und gleichmäßig. Wie ein Baby auf der Brust der Mutter entspannt sich sein Körper angelehnt an den Therapeuten, ergibt sich in die Geborgenheit der Hände, die ihn betreuen, scheint das Sitzen unendlich zu genießen. Ein Glücksmoment, nicht nur für ihn.

Ein paar Monate vor Deiner Diagnose schrecktest Du morgens aus dem Schlaf und setztest Dich auf, Deine dunklen Augen weit vor Entsetzen. »Es gibt überhaupt kein Licht!«, sagtest Du bitter und starrtest in die Ferne. »Heute Nacht bin ich durch die Unendlichkeit geflogen, aber es war ganz schrecklich! Es stimmt gar nicht, was sie sagen, dass dort irgendwo Licht ist. Es war nur dunkle, tiefschwarze Nacht, ohne Ende …« Und es hat Dich nicht beruhigt, dass es nur ein Traum war.

Die schwarzen Reiter. Unsere Freundin Anikó hatte die schwarzen Reiter gesehen, zwei Wochen vor Deinem Tod.

Zum ersten Mal waren sie ihr im Schlaf begegnet, als ihr Vater starb. Und diesmal tauchten sie am Horizont auf, als sie mit uns durch eine Traumlandschaft lief, eine steinerne, felsige Ödnis ohne Grün. Sie fühlte eine Bedrohung und war erleichtert, als die Reiter an uns vorbeijagten. Doch dann trennten wir uns von ihr, und sie sah aus einiger Entfernung mit Schrecken, wie die Reiter einen weiten Bogen schlugen und im raschen Galopp zurückkehrten, diesmal in Deine und meine Richtung. Dann verstellte ihr ein Fels den Blick.

Sie hat es mir erst erzählt, als Du schon tot warst.

Einbrüche

»Eine Rippe gebrochen. Das kann schon mal vorkommen!« János zuckte zusammen, als der Professor bei der Visite routiniert auf mehrere Reflexpunkte am Rumpf drückte. Die Schmerzen an der Seite hatten sich plötzlich über Nacht eingestellt und ihn nicht mehr verlassen.

Was für uns ein Schock war, schien aus Sicht der Ärzte nur eine ganz normale Diagnose. »Da ist der Knochen aktiv, da wird Kalzium abgebaut«, sagte der Onkologe kurz, und: »Das könnte der Krebs sein.« Er wandte sich zu seinem Assistenten: »Wir hängen eine Infusion an. Die hilft, den Knochen wieder aufzubauen.« Dann ging er zum nächsten Patienten.

Aufzubauen. Felépíteni. Ich bemühte mich, konstruktiv zu klingen.

In dem straffen Untersuchungsablauf der Tagesklinik wurde jedes Leid in kleinste Einheiten zerlegt, um sich nicht mit dem großen Ganzen anlegen zu müssen. Jede Beschwerde erhielt einen Namen und ein Medikament.

Doch die dicke Zunge, die János' Sprache in ein demütigendes Lallen verwandelte, stand nicht im Lehrbuch. Irgendeine Nebenwirkung der Chemotherapie. Und die plötzliche Atemnot in der Nacht? »Im Röntgenbild kein Befund.« Was kein ordentliches Symptom war, blieb Sache des Patienten. Keine Zeit für Psychosomatik. Und was nicht bis 17 Uhr erledigt war, musste die Nacht irgendwie überstehen.

Damals wusste ich nicht, unter welchem Druck die Ärzte an einer Uniklinik arbeiten, dass sie nach Dienstschluss noch Stunden vor dem Computer verbringen, um Verwaltungsarbeit zu machen oder nach besseren Therapien zu fahnden. Nebenbei auch noch Forschung machen müssen. Mir war nicht klar, dass es an diesem riesigen Krankenhaus mit seinen über 1400 Betten kein einziges für János gab, solange er nicht zusammenbrach. Und selbst dann war ihm eine Aufnahme nicht sicher. »Wenn zu Hause irgendetwas ist«, sagte der Assistenzarzt abwehrend, »müssen Sie eben den Notarzt rufen. Der liefert Ihren Mann dann in irgendeine Klinik ein, nicht sicher, dass es diese ist.«

In den Nächten, wenn wir allein zu Hause waren und János plötzlich die Panik überkam, musste ich trotz der November-Kälte die Fenster aufreißen. János rang nach Luft, bemühte sich, tief zu atmen, Angstschweiß auf der Stirn. Nur kein Noteinsatz, fremde Ärzte, andere Krankenhäuser, noch mehr Befunde und Diagnosen. Irgendwie die Nacht überstehen.

Ich holte ein Körnerkissen aus dem Bad, wärmte es über heißem Dampf und legte es ihm auf den Bauch, damit er sich beruhigte und entkrampfte. »Es sind nur deine Nerven«, sagte ich immer wieder eindringlich.

»Der Arzt hat doch gesagt, dass die Lunge funktioniert!«
Irgendwann schlief er ein.

Körnerkissen gegen Krebs, welch absurde Idee.

Zum Leben verurteilt

Ärzte tendieren dazu, alle medizinischen Mittel auszu-
schöpfen – nicht nur, weil sie darin ihren hippokratischen
Auftrag sehen, sondern auch, weil die juristischen Folgen
ihres Handelns für sie so schwer einzuschätzen sind. Wenn
sie nicht wegen unterlassener Hilfeleistung angezeigt werden wollen, müssen sie eigentlich auf jede letzte Chance
setzen, und sei sie noch so klein.

Wenn der Patient dann aber unter Bedingungen
überlebt, die er sich nicht gewünscht hat, haben die Mediziner ein neues Problem. Denn es ist nicht nur strafbar,
die Hilfeleistung zu unterlassen, sondern auch, Menschen
gegen ihren Willen am Leben zu erhalten. Jeder Eingriff
ohne die Genehmigung des Patienten ist juristisch gesehen eine Körperverletzung.

Rechtsanwalt Wolfgang Putz und seine Kollegin Bea-
te Steldinger haben Grundsatzurteile zu diesem Thema
provoziert und Juristen, bis hinauf zum Bundesgerichtshof, gezwungen, sich mit dem ungeliebten Thema zu be-
schäftigen. Zum ersten Mal in der deutschen Rechtsge-
schichte versuchten sie, das Sterben eines Menschen mit
einem Prozess durchzusetzen.

Es ging um einen 34-jährigen depressiven Mann, der
versucht hatte, sich zu erhängen. Doch der Notarzt fand
ihn rechtzeitig und holte ihn ins Leben zurück. Peter K. er-
langte aber nie wieder das Bewusstsein. Drei Jahre lag der

Patient in einem bayerischen Pflegeheim im Wachkoma. Dann versuchte der Vater als Betreuer seines Sohnes, ihn sterben zu lassen. Peter K. hatte mehrfach vor Zeugen erklärt, er wolle keinesfalls ohne Bewusstsein hilflos in einer Klinik enden.

Mit dem Einverständnis des Vaters wies der behandelnde Arzt das Heim an, die künstliche Ernährung durch eine Magensonde ganz einzustellen und die Flüssigkeit zu reduzieren. Der Patient sollte schmerzstillende Medikamente erhalten und einen Flüssigkeitsvernebler vor den Mund, um kein Durstgefühl zu erleiden. So wäre er innerhalb weniger Tage gestorben, weil die Nieren ihren Dienst eingestellt hätten.

Doch das Heim weigerte sich. Dem Pflegepersonal, hieß es, sei es ethisch nicht zuzumuten, den ihm Anvertrauten plötzlich sterben zu lassen.

Im Auftrag des Vaters reichte Putz Klage gegen das Heim ein – erfolglos. Zwei Jahre vergingen, ohne dass sich am Zustand des Patienten etwas änderte. Dann, im Frühjahr 2003, erkrankte Peter K. an einer schweren Lungenentzündung. Das Heim verlegte ihn eigenmächtig in ein Klinikum. Dort beschlossen die Ärzte, bei dem Komapatienten keine lebensverlängernden Eingriffe mehr vorzunehmen. Sie setzten die künstliche Ernährung ab und warteten. Doch Peter K. überlebte. Zurück im Heim wurde die künstliche Ernährung wieder aufgenommen. Gegen den Wunsch der Familie.

Die Fronten verhärteten sich. Als ein weiteres Jahr später die Magensonde undicht wurde und der Vater keiner Erneuerung zustimmte, wandte sich das Heim an das Vormundschaftsgericht. Das ernannte einen amtlichen Betreuer, der das Auswechseln der Magensonde genehmigte. Rechtsanwalt Putz zeigte ihn wegen fahrlässiger Körperverletzung an.

Peter K. entzog sich dem immer absurderen Streit um seine Existenz. Er starb kurz nach der Körperverletzung, die ihn am Leben halten sollte, an einer zweiten schweren Infektion.

Auf und Ab

Der Aufzug als Zwischenreich. Die Kliniklifte, säuberlich nach Transport- und Besucherzwecken unterschieden, verbanden das Undenkbare mit dem Banalen. Bei jedem Halt, wenn ihre Türen sich mit holperndem Surren öffneten, gaben sie den Blick frei auf völlig andere Welten. Das bunte Holzspielzeug im neunten Stock. Vorhölle zur Kinderkardiologie. Die abgestellten, benutzten Betten im Siebten. Manche waren verschmiert, hatten Flecken. Wohin wohl die Patienten verschwunden waren? Die schmucklosen Betonwände im Tiefgeschoss, Menschen mit Laufzetteln und ängstlichen Gesichtern. Hier waren die Röntgen- und Ultraschallstationen. Erdgeschoss. Ausgang. Alles hinter sich lassen.

Vom Vorraum der F 10, der Onkologie im 10. Stockwerk, aus hatte man einen grandiosen Blick über München. Weiße Rauchfahnen zogen Schleier über den Winterhimmel, und bei Föhn schob sich die Alpenkette dicht an die Stadt. Irgendwo dort im Dunst musste der Ammersee liegen. Flirrende Lichter auf dem Wasser und Biergärten, die János so liebte. Doch durch die Sehnsucht nach Normalität drangen der Geruch nach Desinfektion und das entnervende Piepsen der Perfusoren, der automatischen Arzneimittelpumpen. Die Patronen mit den Schmerzmitteln waren leer und mussten gewechselt werden. Kurze heulende Seufzer klangen aus dem Treppenhaus, durch das sich der Wind schlich.

Mit dem Lift konnte man von Stockwerk zu Stockwerk die Ebenen der Wahrnehmung wechseln – von Verzweiflung zu Zuversicht oder wenigstens Sachlichkeit und wieder zurück. Ich merkte, wie meine Stimmung mit den Menschen schwankte, die ein- und ausstiegen. Manche Ärzte sahen unendlich kompetent und erfahren aus, aber es gab auch eitle Karrieristen im weißen Mantel, die beinahe aggressives Desinteresse ausstrahlten. Schwestern mit Mutterbrust und breitem Kreuz, aber auch erschöpft und müde wirkende junge Frauen im hellgrünen Kittel. Die schwulen Pfleger mit Goldschmuck im Ohr und superkurzem Haarschnitt machten auf rätselhafte Weise immer einen optimistischen Eindruck.

Eines Tages überschwemmte ein Schwung von Küchenhilfen in grasgrünen Hosen und Hemden den Aufzug. Auf dem Weg in die Personalküche im elften Stock redeten sie laut und fröhlich auf Serbisch oder Kroatisch durcheinander, es klang, als würden sie Witze reißen. Ihre warme Derbheit erinnerte mich an Ungarn, Sehnsucht nach Spitzpaprika und Knoblauch, die Heilkraft von Essen, das man liebt, Heimat.

Einmal öffnete sich die Lifttür, und ein Patient, den ich kannte, trat ein. Wochen zuvor, als János stationär seine erste Chemo bekam, hatte er ihm als Bettnachbar eine Einführung in das Klinikleben gegeben. Als Profi sozusagen, denn seit eineinhalb Jahren laborierte der Mann Anfang 40 schon an einer komplizierten Krebserkrankung. Viele Monate davon hatte er im Krankenhaus verbracht, ein Auge im OP gelassen – doch noch lebte er und schien entschlossen, sich durch nichts erschüttern zu lassen.

»In meiner Therapie steckt so viel Geld wie in einem Formel-1-Wagen!«, hatte er stolz betont und von den Kämpfen berichtet, die sich einer der Oberärzte deshalb mit der Krankenkasse lieferte. Er hatte sich selbst gute Laune verordnet, erzählte vom Skifahren und von Sommerurlauben und verstummte nur, wenn die Onkologen seinen Beckenkamm punktierten, um die Blutzellen zu untersuchen. Dann zogen sie den Vorhang neben seinem Bett zu und man hörte nur dumpfes Stöhnen und das Geräusch metallischer Gegenstände, die auf ein Tablett gelegt wurden. János litt mit ihm und lachte mit ihm.

Dann war der Patient nach Hause entlassen worden.

Jetzt stand er im Bademantel im Kliniklift, bleich und mit schwarzen Ringen unter der Augenklappe. »Wie geht es?«, fragte ich so beherzt, wie ich ihn gewohnt war, und bereute es gleich wieder. »Na ja«, sagte er abwehrend und blickte an die Wand. Wir schwiegen über mehrere Stockwerke. Als der Aufzug dann hielt, sagte er noch leise: »Nicht so gut ...« und stieg aus.

Ich habe es Janós nicht erzählt.

Auch nicht, dass die Kneipenbesitzerin aus unserem Haus an ihrem Lungenkrebs gestorben war, während er in der Klinik lag.

Dein Neffe Róbert hatte Medizingeschichte geschrieben: siebenfacher Schädelbruch. Betrunken war er eine Treppe hinuntergefallen, vier Stufen nur, aber ohne sich abzustützen auf den Zementboden davor geknallt. So ein schwerer Fall war in Ungarn noch nie behandelt worden.

Sie nahmen ihm ein Stück Schädeldecke heraus, damit das traumatisierte Gehirn mehr Platz bekam, und warteten. Ob Dein Schwager an ein Leben nach dem Tod glaube, hatte der Arzt gefragt. Er müsse sich auf das Schlimmste einstellen. Die Frage brachte den Atheisten fast genauso aus der Fassung wie die Ankündigung, dass sein Sohn sterben könnte.

Du und Dein Schwager, ihr hattet Euch nie besonders gemocht. Er, der Militarist, lange Jahre General im Dienste des Kommunismus. Du, der Empfindsame, Phantasievolle, dem Regime nicht gerade freundlich gesinnt. Während Deines Militärdienstes in der Zeit des Kalten Kriegs hattest Du immer Angst gehabt, dass der Atomkrieg wirklich ausbrach, wenn während einer Übung die Gasmasken wieder mal nicht reichten. Und zwei in Deiner Kompanie hatten sich erschossen, weil sie die Schikane nicht aushielten.

Jetzt standet Ihr da auf dem Flur des Unfallkrankenhauses in Budapest, und er tat Dir leid. In so einer Situation muss man ihm beistehen, hattest Du gesagt, und ihn täglich auf die Intensivstation begleitet. Keine Angst gezeigt vor dem Leid, wo Du doch im Kino immer die Augen schließen musstest, wenn das Blut spritzte. Nach sechs Wochen ist Róbert aus dem Koma erwacht. Nach 32 Wochen bist Du für immer eingeschlafen.

An das Übersinnliche zu glauben ist nicht die Natur Deines Schwagers. Aber seit Du tot bist, erzählt er immer wieder, wie sein Sohn, noch immer nicht bei vollem Bewusstsein, darauf bestand, dass auch Du in einem Krankenbett lägest. Dort, auf der anderen Seite des Zimmers, wo nur eine nackte weiße Wand war. Auch als Du schon längst die Stadt verlassen hattest.

»Aus dem Fenster blickte man genau auf den Friedhof«, sagt Róberts Vater. Und seine Augen sind nass.

Tunnelblicke

In einem Berliner Café sitzt ein Freund und regt sich auf: »Wie man gegen Krebs behandelt wird, das hängt zu 70 Prozent von Faktoren ab, die überhaupt nichts mit der Krankheit selbst zu tun haben!« Zwischen Schweppes und Orangensaft gestikuliert er leidenschaftlich, während er von seinem Versuch erzählt, in einer anderen deutschen Großstadt ein onkologisches Kompetenznetzwerk zu organisieren.

Einst hatte er als Biologe seinen Job in der Krebsforschung aufgegeben, weil er mit dem isolierten Labordasein nichts anfangen konnte, und war in den Journalismus gewechselt. Suche nach mehr Sinn. Dann, nach 15 Jahren Medien, wollte er, an einem ähnlichen Punkt angelangt, mehr bewegen als durch reine Berichterstattung. In dem ambitionierten Projekt einer medizinischen Stiftung.

Das Ziel klang ganz einfach: Jeder Krebskranke im Großraum dieser Stadt sollte nach dem modernsten Stand der Wissenschaft behandelt werden. Egal, ob in der Städtischen oder in der Uniklinik. Nach einheitlichen Behandlungsrichtlinien. Und bestem Wissen und Gewissen. Das, was wir eigentlich alle von der Medizin erwarten.

Die Realität ist jedoch eine ganz andere. Wer beim Radiologen landet, wird als Erstes bestrahlt. Der Chirurg will auf jeden Fall operieren. Und wer zufällig einen Experten für Chemotherapie kennt, wird hören, dass diese Methode allen anderen überlegen ist. Wissenschaftlich nachgewiesen und dokumentiert.

Mit der Wissenschaft ist das so eine Sache. Die meisten Studien haben nur begrenzte Aussagekraft, für eine bestimmte Gruppe, einen definierten Zeitraum. Selbst Unikliniken zeichnen nur selten Informationen auf, die es ermöglichen würden, rückblickend Erfolg oder Misserfolg eines therapeutischen Vorgehens zu beurteilen. Veraltete Datenschutzgesetze verhindern außerdem schon seit Jahrzehnten, dass in Deutschland ein zentrales Krebsregister aufgebaut wird. Stattdessen verfolgt jedes Land seine eigene Methodik, das Auftreten von Tumorleiden aufzuzeichnen.

Und diese Zahlen allein sagen noch lange nichts über die Qualität der Behandlungen aus. »Nicht mal die an der Uniklinik wissen«, erregt sich der Freund, »ob das überhaupt Sinn macht, was sie tun – weil ganz einfach die Daten fehlen!«

Der Tunnelblick in der Medizin verhindert auch, dass unterschiedliche Experten miteinander über ein und dieselbe Krankheit sprechen. Obwohl das gerade bei den besonders verhängnisvollen Tumorarten wirklich notwendig wäre, um eine optimale Behandlungsstrategie zu finden: Nur jeder zweite Darmkrebskranke überlebt die Diagnose länger als fünf Jahre, nur jeder Zwanzigste der Lungenkrebspatienten.

Die Erfahrungen bei dem Versuch, einen interdisziplinären Round-Table zum Thema Darmkrebs zustande zu bringen, waren für den Freund jedoch desillusionierend: »Zeit hat ohnehin eigentlich niemand, und viele fürchten, dass ihr mögliches Interesse als fachliche Unsicherheit ausgelegt wird. Der eine sitzt über seinem speziellen Forschungsansatz und will sich zur Sicherheit gar nicht erst von anderen Perspektiven beeinflussen lassen. Und der Nächste spricht grundsätzlich nicht mit den Kollegen aus XY, weil die entweder Konkurrenten sind oder hierarchisch unter seiner Würde!«

Genau, denke ich, und dann gibt es noch den Karrierezwang an den Unikliniken, dort, wo die Wissenschaft eigentlich gemacht werden müsste. Ärzte, die von Studienbeginn an gelernt haben, nicht zu widersprechen, die durch Zeitverträge und Arbeitsdruck domestiziert werden. Sie lernen, dass nur das nützt, was sie möglichst schnell an die Spitze bringt. Und das gilt nicht nur für kalte Emporkömmlinge, sondern auch für engagierte Mediziner: »Die Uniklinik ist ein System von Ärschen«, kommentiert das unverblümt ein Lehrstuhlinhaber, der seinen Namen sicher nicht genannt haben möchte. »Die Kunst ist, so schnell wie möglich in eine Position zu kommen, in der man endlich selbst entscheiden kann.«

Gar nicht zu reden von den wirtschaftlichen Interessen von Pharma- oder medizintechnischer Industrie, die Geld in die Forschung investiert, wo der Staat kein Budget mehr zu haben glaubt. Von dem Bürokratismus spezieller Behandlungskonzepte, die mit den Krankenkassen ausgehandelt wurden und denen nun stur gefolgt werden muss. Den vielen undurchsichtigen Interessenkonflikten. Eine Krankenkasse, schreibt eine Zeitung, hat Patienten mit Prostatakrebs nahegelegt, sich von einer medizinischen Gesellschaft behandeln zu lassen, an der sie selbst finanziell beteiligt ist. »Da wird einem Patienten, der eine etablierte Therapie mit guten Heilungschancen begonnen hat, eine experimentelle Behandlungsform angeboten«, empört sich ein Krebsexperte in dem Artikel. Vermutlich, um genügend Krankengeschichten für eine Studie zusammenzubekommen.

So etwas habe ich immer wieder gelesen und über so etwas habe ich immer wieder geschrieben, und eines Tages stand ich da und hatte ein lächerliches Stück Papier in der Hand, auf dem stand: »Adenomkarzinom, vermutlich kein Primärtumor«. Und ich wusste weder, was das bedeutete, noch, was wir jetzt tun sollten.

Wenn und Aber

Hätte János weniger Schmerzen erleiden müssen, wenn wir einen anderen Weg gegangen wären?

»Ich hätte schon gerne eine Instanz, die einem sagt, was man in einem solchen Fall am besten tut«, sagt ein Freund, der in einem Alter ist, dass er immer mehr Freunde an Krebs verliert. »Wäre Ihr Mann am ganzen Körper bestrahlt worden«, kritsiert ein Radiologe, der gerade seinen Bruder mit Knochenmetastasen verloren hat, »dann hätte er zwar kürzer gelebt, aber weniger Schmerzen gehabt.« »Es gibt inzwischen Chemotherapien, die bei guter Lebensqualität Leben verlängern«, hatte unser Onkologe erklärt. Das Gefühl, jederzeit alles falsch machen zu können.

Wer Krebs hat, spürt jede Sekunde. Auch wenn Eile nicht immer hilft, so überwiegt doch das Gefühl, die wenigen Chancen, die man hat, nicht durch Unkenntnis verspielen zu wollen. Aber wie kann man sie identifizieren? An wen sich wenden? Das Medizinsystem ist ein trügerischer Irrgarten. An jeder Gabelung öffnen sich neue Sackgassen, und wenn man sie erkannt hat und umkehren will, ist es zu spät.

Gibt es überhaupt den einen, richtigen Weg?

Bei einer Veranstaltung im jährlichen »Darmkrebsmonat März« werben engagierte Ärzte für eine Spiegelung, da dies der sicherste Weg sei, diese häufige Tumorart zu verhindern. Darmkrebs entwickelt sich meistens aus zunächst ungefährlichen Polypen, die sehr langsam wachsen und bei diesen Vorsorgeuntersuchungen rechtzeitig entdeckt und entfernt werden können. Im Hörsaal des Münchner Schwabinger Krankenhauses ist viel von Qualitätssicherung die Rede: von genetischer Beratung, mehr Hygiene bei den Untersuchungen und Leistungsnachweisen der beteiligten Ärzte. Doch als es darum geht, was nach einer Krebsdiagnose bei der Behandlung passiert, kommt der Experte auf dem Podium ins Stocken. Ist es zum Beispiel egal, ob man sich in der Provinz oder in einer Uniklinik operieren lässt? Der Professor für Chirurgie zögert. Das könne man so nicht sagen.

Ein Mann aus dem Publikum gibt sich als Krebspatient zu erkennen: »Ich bin in einer kleineren Stadt am Darm operiert worden, in einem fortgeschrittenen Stadium. Jetzt bin ich durch die Chemotherapie durch und kann nur warten, ob der Krebs vielleicht doch noch zurückkommt. Zum ersten Mal habe ich nun Zeit, vieles über meine Krankheit zu lesen. Und frage mich, ob ich überhaupt richtig behandelt wurde.«

Bei ihm nämlich seien, so musste er dabei erfahren, nicht ausreichend viele Lymphknoten in der Umgebung des Tumors entfernt worden. Der neueste Stand der Forschung verlangt bereits eine höhere Zahl, um die Gefahr späterer Metastasen zu verringern. Der Arzt auf dem Podium kann das nur bestätigen, und für einen Moment ist Stille im Raum. Hat der Mann sich für das falsche Krankenhaus entschieden? Es vermasselt, weil er seinen Ärzten fahrlässig vertraute? Darf man nicht einfach nur Patient sein – sich dankbar in die Hände von Menschen geben, die es eigentlich besser wissen müssten?

Auch wenn Unikliniken in der Regel für schwere Krankheiten die bessere Alternative sind, so läuft man bei ihnen Gefahr, das Opfer von wissenschaftlichem und persönlichem Ehrgeiz zu werden. Die Mutter einer Freundin, 85 Jahre alt, aber bis eben gesund und agil, erkrankt an Brustkrebs. Sie wird in einer auf gynäkologische Krankheiten spezialisierten Klinik in der Nähe von München operiert. Doch der Tumor ist größer als gedacht und kann deshalb nicht ganz entfernt werden. Die Biopsie zeigt außerdem, dass es sich um einen besonders aggressiven Krebstyp handelt.

Was tun? In diesem Fall geht es nicht mehr um längere Überlebenschancen, aber sehr wohl um die Aussicht eines leichteren oder schwereren Lebens bis zum Tod. Die Familie will nun alles richtig machen und reicht die Befunde bei den beiden Münchner Universitätskliniken ein. Die antworten zu ihrem Erstaunen völlig unterschiedlich: Onkologe A erklärt die Operation mehr oder weniger als gescheitert und empfiehlt dringend eine zweite, um wenigstens die Lymphknoten unter dem Arm zu entfernen, was versäumt worden war. Alles andere beschneide nur die Lebensqualität, bringe aber statistisch gesehen keine Vorteile. Onkologe B dagegen bezeichnet den ersten chirurgischen Eingriff als zufriedenstellend und rät nun zur Bestrahlung des verbliebenen Tumorgewebes. Ja, man könne sogar eine Chemotherapie für ältere Menschen erwägen, zu der gerade eine Studie laufe.

Vermutlich ist es sinnlos zu erwarten, dass A und B sich über diesen Fall auseinandersetzen. Ärzte haben Therapiefreiheit, solange sie wissenschaftliche Argumente für ihre Entscheidungen finden. Und Studien und Therapien gibt es viele.

Wir haben einfach vertraut. Vor allem János. Mit der Chemotherapie angefangen, obwohl uns einige davon abgeraten hatten. Kein Zweitgutachten eingeholt, weil die Zeit zu knapp schien. Ich hatte auch nicht im Internet recherchiert, weil ich zum ersten Mal Angst hatte, dass mich widersprüchliche Informationen nur verunsichern würden. Meine Zweifel würden uns nicht wirklich weiterbringen, dachte ich.

»Hätte man nicht« oder »Was wäre gewesen, wenn« – diese Fragen habe ich erst gestellt, als János schon tot war, als mich die Vorstellung nicht mehr losließ, an irgendeinem Punkt einen verhängnisvollen Fehler gemacht haben zu können.

Irgendwann, nach Monaten erst, wurde das Karussell, das sich in meinem Kopf drehte, langsamer und blieb schließlich stehen. Ich hatte alles versucht, was ich tun konnte. Nach bestem Wissen und Gewissen.

Ich kann nur hoffen, dass dies auch für die Ärzte gilt. Das wäre schon sehr viel.

Unschärfe-Relation

»Das Leben ist nie eindeutig. Es ist voller Widersprüche. Wer also glaubt, immer alles richtig machen zu müssen, ist schon auf einem Irrweg.« Martin Herrmann hilft Ärzten, mit der Aussicht auf ihr Scheitern fertig zu werden.

Fasziniert von der Komplexitätsforschung hat sich der Münchner Arzt von der reinen Medizin abgewandt. Heute beschäftigt er sich als Coach und Supervisor mit etwas, das im Gesundheitswesen mindestens so wichtig ist wie Medikamente oder diagnostische Instrumente, dort aber oft zu kurz kommt – dem Menschlichen.»Ärzte werden überwiegend in einem naturwissenschaftlichen Paradigma ausgebildet«, sagt er.»Sie lernen, dass alles messbar sein muss, und glauben, dass das, was sie tun, eins zu eins beim Patienten ankommt. Sie handeln nach einem Sender-Empfänger-Modell – aber die Wirklichkeit ist komplexer.«

Die Kommunikation zwischen Arzt und Patient, ihre Motive, sich auf die eine oder andere Weise zu verhalten, hängen von vielen Faktoren ab – von privaten und öffentlichen, zufälligen und strukturellen, eigenen und fremdbestimmten. So kommt es auch, dass es um die »Compliance«, das Einhalten der ärztlichen Anweisungen, so schlecht bestellt ist. Jedes fünfte verordnete Medikament wird vom Patienten zwar gekauft, aber nicht eingenommen – das gilt etwa für 80 Prozent der Kortisonsprays, 60 Prozent der Antidepressiva, 40 Prozent der Herzmedikamente.

Die Ursachen sind vielfältig: mangelndes Vertrauen in das Urteil des Arztes, fehlende Überzeugungskraft des Mediziners, löchrige Disziplin des Patienten, Missverständnisse. Die Folgen: organische Schäden, Chronifizierung von Krankheiten, Resistenzen gegen Medikamente wegen unsachgemäßer Einnahme – die Kosten werden in Deutschland jährlich auf rund zehn Milliarden Euro geschätzt.

Wenn es an das Lebensende geht, werden die Ambivalenzen im Gesundheitssystem nicht weniger. Der Tod ist eine eindeutige Sache, der Weg dahin aber ist es nicht. Doch nur selten macht ein Arzt einem Patienten klar, dass viele Wege zum Ende führen. Die meisten Mediziner verstecken sich lieber hinter den Grenzen ihrer jeweiligen

Disziplin, hinter Fachtermini und statistischen Wahrscheinlichkeiten. Sie bieten Überlebenschancen an und meinen, der Patient würde schon verstehen, dass er trotzdem sterben wird – nur vielleicht an den Nebenwirkungen der Behandlung und nicht an seiner Ursprungskrankheit. Sie wollen die Hoffnung nicht nehmen, auch wenn sie selbst nicht mehr an ihre Therapien glauben.

Bis der Tag kommt, an dem Klartext gesprochen werden muss – weil die Haut zwischen Noch-Leben und Bereits-Sterben zum Zerreißen gespannt ist.

Frau S., Brustkrebspatientin, kämpft seit mehr als drei Jahren gegen ihre Krankheit. Sie ist erst Anfang 30, zu jung zum Sterben, und sie liebt jeden Tag ihres Lebens, trotz der Metastasen, die bereits ihren Körper zerfressen. Klaglos erträgt sie eine Chemotherapie nach der anderen, sie weiß, dass sie sterben muss, aber noch ist der Zeitpunkt nicht da.

Wieder einmal ist sie in die Klinik gekommen, um einen neuen Zyklus mit Infusionen zu beginnen. Doch die Blutwerte sind diesmal so schlecht, dass die Therapie nicht weitergeführt werden kann. »Ihr Immunsystem ist so schwach«, muss ihr der Onkologe eröffnen, »dass Sie an der Chemotherapie sterben könnten«. Die Patientin ist verzweifelt, sie und ihr Partner können es nicht fassen. Den Kampf aufgeben? Am nächsten Morgen stirbt die Frau – völlig unerwartet.

»Ich habe alles richtig gemacht«, sagt der Arzt und zögert, »medizinisch gesehen. Es wäre unverantwortlich und ein Kunstfehler gewesen, ihr noch eine Chemotherapie zuzumuten. Aber vielleicht hätte ihr allein die Hoffnung geholfen, sie noch einmal durchzustehen. Die Konfrontation mit den Fakten hat ihrem Leben vielleicht ein vorzeitiges Ende gesetzt.« Und er fragt sich: Habe ich wirklich alles richtig gemacht?

Je genauer wir den Anfangsort eines Objektes festlegen, sagt die Quantenphysik, desto weniger wissen wir über seine Bahn. Der Mörder wartet am Hinterausgang, weil er sein Opfer gar nicht wirklich treffen will, so Gabriel García Márquez in seiner »Chronik eines angekündigten Todes«. Aber das Ziel seiner Vendetta beschließt gerade heute, nicht den Haupteingang zu benutzen.

So kommt es zu einem Tod, den niemand wollte.

Wenn Du früher mit dem Rauchen aufgehört hättest, würdest Du dann noch leben? Wenn wir eher zum Arzt gegangen wären, hätte der Krebs sich dann noch beherrschen lassen? Wenn sie den Leistenbruch nicht operiert hätten, hätte das wertvolle Zeit gebracht? Wenn wir nicht in die Uniklinik gegangen wären, hätte man dann eine Chemo gemacht? Wenn man Dich bestrahlt hätte, wäre Dein Leid dann kleiner gewesen? Wenn wir einer biologischen Krebstherapie vertraut hätten, hätte das Dein Immunsystem gestärkt? Wenn ich auf dem Flur geschrien hätte, hätten sie Deine Schmerzen ernster genommen? Wenn wir in eine ungarische Klinik gegangen wären, hättest Du selbst alles ganz anders entschieden? Wenn wir über den Tod gesprochen hätten, hätte uns das geholfen? Wenn Du Deine Familie nicht wegen mir verlassen hättest, wärst Du dann überhaupt krank geworden? Wenn ich mit Dir nach Budapest gezogen wäre, wäre Dein Leben dann glücklicher gewesen? Wenn Du mich nicht so geliebt hättest, hättest Du dann weniger leiden müssen?

»Es tut mir leid«

Wenn es etwas gibt, was ich den Krebsspezialisten vorwerfe, dann ist es ihr feiger Umgang mit den Schmerzen.

Die Attacken kamen in Wellen. Sie brandeten über János, bis er nach Luft schnappte. Dann ebbten sie ab, um das nächste Mal noch stärker wiederzukehren. Das Morphium schien völlig wirkungslos.

Doch in der Tagesklinik, in die wir fast täglich für die nicht enden wollenden Untersuchungen zurückkehrten, gab es niemanden, der damit umgehen konnte. Bald kam es mir absurd vor, die Anweisungen der Ärzte für János zu übersetzen. »Dann erhöhen wir eben die Dosis um 50 Prozent«, sagte der Stationsarzt unwirsch, als wäre es unsere Schuld. »Nehmen Sie lieber eine kleinere Dosis und dafür mehrfach in 24 Stunden«, empfahl der Kollege zwei Tage später. Die resolute Schwester, die das Chaos mitverfolgte, raunte verschwörerisch: »Also ich bin ganz anderer Ansicht, aber ich misch mich lieber nicht ein ...« Und verschwand mit ihrem Medikamententablett in ihren Stützpunkt.

Morgens standen wir vor der Frage, wie János aus dem Bett und in seine Kleider kommen würde. Er war groß und schwer und ich einfach nicht stark genug, um ihn hochzuziehen. Ungeschickt hantierte ich bei dem Versuch, die Qual seiner Anstrengungen durch einen richtigen Griff zu verkürzen. Ohne Erfolg. Also musste ich hilflos zusehen, wie er eine Weile unbeweglich dalag und seinen ganzen Mut zusammennahm. Dann setzte er sich mit einem Ruck auf.

Der Slip. Die Socken. Die Jeans. Ich redete ununterbrochen, während ich ihm half, sich anzuziehen. Ich wollte die Schmerzen überdecken, seinen Schock, plötzlich so abhängig zu sein, die Angst vor dem, was noch kommen würde. Durchhalten, hoffen, was blieb uns anderes übrig?

Eines Tages war es besonders schlimm. Draußen war mitten im November ein vorzeitiges Winterchaos ausgebrochen. Morgens um sieben wehten dicke Schneeflocken durch die Scheinwerferkegel der Autos, die im Schneckentempo durch die Straßen krochen. Der Verkehr war kurz davor zusammenzubrechen. Und wir mussten quer durch die ganze Stadt.

»Lass uns ein Taxi nehmen«, schlug ich vor. Aber János blickte nur kurz aus dem Fenster und fragte, wozu? Er nahm seine Umwelt kaum wahr, konzentrierte sich auf jede einzelne seiner Bewegungen, immer nur das Ziel im Auge: die Klinik. Und hatte sicher Horror davor, stöhnend in einem fremden Auto zu sitzen. Also holte ich schweigend den Wagen, kurbelte den Beifahrersitz in eine Liegeposition und half ihm einzusteigen.

Erst als das Auto mit lautem Knirschen durch eisige Fahrrinnen schlitterte und er sah, dass die Nebenstraßen völlig unpassierbar waren, begriff er. Ich kämpfte damit, meine Panik zu unterdrücken. Was, wenn ich einen Unfall bauen und hier liegenbleiben würde? János brauchte Hilfe und zwar schnell. Eine Schmerzinfusion, intravenös, irgendetwas.

Natürlich verfuhr ich mich. Als ich versuchte, den befahrensten Hauptstraßen zu folgen, geriet ich in eine Schleife, die uns in einem Bogen eine weite Strecke zurückführte und letztlich nur Zeit kostete. János atmete tief durch. Ich schluckte. Der Scheibenwischer schaffte es kaum, den Schnee von der Windschutzscheibe zu fegen, als ich nun doch wieder den gewohnten Weg nahm, um die Klinik zu erreichen. Wir schwiegen. Die Auseinandersetzung um den kürzesten Weg – nach männlicher und nach weiblicher Logik – war einer der wenigen Konfliktpunkte in unserer Beziehung. Wir ironisierten sie zwar, konnten aber auch immer wieder leidenschaftlich streiten darüber. Doch diesmal sagte János kein Wort zu meinem Fehler. Er wusste, dass wir beide nichts lieber wollten, als endlich anzukommen.

In der Tagesklinik legte er sich sofort auf ein freies Bett. Er war bleich, erschöpft von der Anstrengung der Fahrt. Die Ärzte standen ratlos am Fußende – noch mehr Morphium wollten sie ihm nicht geben.

Auf dem Flur hörte ich den Professor und lief hinaus, um mit ihm zu reden. »Mein Mann hat solche Schmerzen! Sie müssen etwas tun!«, flehte ich ihn an. Er blieb nicht einmal stehen. »Ein Loch in der Beckenschaufel, das ist keine Kleinigkeit!«, herrschte er mich an und wich mir im Laufschritt aus. »Und um die Knochenschmerzen zu lindern, müssten wir ihn bestrahlen«, rief er noch über seine Schulter. »Das heißt, wir müssten die Chemotherapie unterbrechen und verlieren dadurch wertvolle Zeit – wollen Sie das?« Ich wusste nicht, was ich sagen sollte – ich hörte zum ersten Mal von einem Loch in der Beckenschaufel.

Bevor der Professor das Ende des Flurs erreichte, drehte er sich noch einmal um und sah mich flehend an. Ich blieb atemlos stehen. »Ich kann jetzt nicht nach Ihrem Mann sehen«, sagte er eindringlich. »Dann wollen alle etwas von mir, und dafür habe ich keine Zeit. Es tut mir leid.« Dann rettete er sich in sein Zimmer.

Die letzte Chance?

»Die meisten Menschen glauben, Sterben sei ein einsamer Vorgang. Das denke ich nicht. Es ist ein sozialer Prozess, der meistens sehr viele Menschen betrifft.«

Christof Müller-Busch ist ein warmer, freundlicher Mann. Anästhesist, spezialisiert auf Schmerztherapie. In Berlin-Spandau leitet er die Palliativstation des anthroposophischen Gemeinschaftskrankenhauses Havelhöhe. In militärischer Strenge liegt ein Komplex von Flachbauten in einem Föhrenwald auf märkischem Sand. »Das war hier mal die Reichsakadamie für Luftfahrt, und Hausherr war Hermann Göring«, sagt Müller-Busch und lächelt. Die Nazi-Ästhetik steht unter Denkmalschutz. Doch im Inneren dominieren Holz und das warme Licht der Steiner'schen Ästhetik. Es gibt auch ein Hospiz – direkt über der Geburtsstation.

Bei einer Anhörung des Nationalen Ethikrates zur Patientenautonomie hatte Müller-Busch für Verwirrung gesorgt. Er habe zwar eine Verfügung, erklärte der Schmerzexperte, in der stehe, dass er nach zwei Monaten anhaltender Bewusstlosigkeit nicht mehr künstlich ernährt werden wolle. Er sei sich jedoch nicht sicher, was ein solches Koma dann für ihn bedeute, schränkte er ein, und welche Bedeutung es in einer solchen Situation für seine Angehörigen bekomme. Deshalb solle seine Frau entscheiden. Da er seinen Willen dann nicht mehr äußern und sich jetzt nur annähernd vorstellen könne, käme es letztlich auf sie an. Sein Schicksal liege in ihren Händen.

»Es ist doch ganz gleichgültig, was Ihre Frau dazu sagt«, hatte sich der Jurist Spiro Simitis als Vorsitzender des Ethikrats erregt. »Wenn ich etwas gesagt habe, möchte ich, dass es respektiert wird!« Hat er nie in seinem Leben eine Entscheidung bereut?

Ist es sinnvoll, in einer Patientenverfügung vorab festzulegen, wie bei schwerster Krankheit medizinisch zu verfahren ist? Für den Fall, dass der Betroffene sich selbst nicht mehr äußern kann? Keine Lebensverlängerung, etwa durch Reanimation, künstliche Beatmung, Dialyse, Sondenernährung, Antibiotika? »Wer sich dagegen entscheidet, muss sich klar sein, dass er immer auch auf eine letzte Chance verzichtet«, betont Albrecht Ohly, lange Jahre Intensivmediziner und jetzt aktiv in der Hospizbewegung.

Umstritten ist nur, ob der Patientenwille die alleinige Richtschnur für ärztliches Handeln sein kann, da sich der Sterbevorgang nicht normieren und deshalb auch nicht bis ins Detail planen lässt. Egal, wie eine Patientenverfügung juristisch bewertet wird – ein Papier bleibt ein Papier und das Leben unberechenbar.

Margot von Renesse, Bundestagsabgeordnete, hat das Dilemma von Autonomie und Fürsorge in der eigenen Familie erlebt. Ihr Schwager hatte schriftlich angeordnet, nach sechs Wochen Koma alle lebenserhaltenden Therapien einzustellen. Der Fall trat ein. Seine Ehefrau weigerte sich jedoch, als Bevollmächtigte die Verfügung im Krankenhaus durchzusetzen. Drei Wochen nach seiner selbst gewählten »Deadline« wachte ihr Mann auf. Renesse: »Heute kann er wieder Auto fahren.«

Eine Patientenverfügung kann zwangsläufig nur das festlegen, was man jetzt glaubt zu wollen. Eine philosophische Stilübung, denn wir können unseren Willen nicht wirklich prolongieren. Außerdem scheinen wir umso mehr am Leben zu hängen, je schlechter es uns geht.

Ärzte der Deutschen Klinik für Diagnostik in Wiesbaden haben 2003 die Einstellungen von Tumorpatienten und Gesunden verglichen. Die Älteren und Krankeren, zeigt die Studie, wünschen sich im Krisenfall deutlich häufiger den Einsatz von lebensverlängernder Dialyse, Chemotherapie und Antibiotika. Müssten wir unseren Patientenwillen jedes Mal ändern, wenn uns Zweifel überkämen? Und wem vertrauen wir mehr – unserem nüchteren Verstand oder dem biologischen Instinkt, sich aufzubäumen gegen den Tod?

Christof Müller-Busch hat eine Patientin, noch nicht alt, eine Dame mit Vermögen und einem besonders detaillierten Patientenwillen, nach mehrfacher bezeugter Beratung durch ihren Hausarzt und sogar notariell beglaubigt. »Eine so sorgfältig durchdachte Patientenverfügung habe ich noch nie gesehen«, sagt er. »Da stand wirklich alles drin.« Wenige Wochen nach der Abfassung, ein Omen für Abergläubische, wird die Frau bei einem Verkehrsunfall schwer verletzt. Als sie in die Klinik kommt, liegt sie im Koma und ist bis zum Hals völlig gelähmt.

Die Patientenverfügung untersagt die Fortsetzung lebenserhaltender Maßnahmen, doch bevor sie greifen kann, erwacht die Patientin aus dem Koma. Das Dokument ist damit ungültig, da die Frau kommunizieren kann – auch wenn dies nur per Augenkontakt möglich ist, und auch wenn die Experten unterschiedlicher Ansicht darüber sind, ob sie wirklich bei klarem Verstand und entscheidungsfähig ist. Ihre Reaktionen sind nicht immer eindeutig. Trotzdem wird sie am Leben gehalten, künstlich ernährt wegen ihrer Schluckstörungen, denn sie will leben, glaubt der Sohn ihre Blicke zu deuten. Selbst Müller-Busch, »im Zweifel für das Leben«, zweifelt daran, aber kann er es wissen? Alle paar Wochen wird die Patientin mit einem Krankenwagen zu einem Besuch nach Hause gefahren, um als Höhepunkt des Tages ein wenig Eiscreme auf ihrer Zunge zergehen zu lassen. Und es scheint sie glücklich zu machen.

»Aber«, fragt Müller-Busch. »haben wir im Sinne der Patientin gehandelt?«

Autonomie oder Fürsorge

Neun Millionen Deutsche haben nach Schätzungen bisher eine Patientenverfügung unterzeichnet – allerdings wird diese Zahl von Skeptikern immer wieder angezweifelt. Denn von den angeforderten Formularen wird ausländischen Studien zufolge nur jedes fünfte auch unterzeichnet. Vor allem ältere Personen weichen dem Drängen von Betreuern aus, eindeutige Wünsche für ihr Lebensende zu äußern.

Wir haben Angst, eine Deadline zu setzen. Wir haben aber auch Angst, uns den Ärzten auszuliefern.

Das gilt übrigens besonders für diese selbst: Ärzte und Pflegende, die die Unwägbarkeiten des Medizinbetriebes kennen, sind nach Umfragen am wenigsten gewillt, sich im Vorhinein für oder gegen eine Behandlungsoption zu entscheiden.

Forscher an der Universität Jena versuchten zwischen 2001 und 2004 herauszufinden, wie viele Menschen aus einer Gruppe tödlich erkrankter Tumorpatienten über ihr Ende wirklich selbst bestimmen wollten. Nur jeder Sechste der rund 300 Befragten, und darunter vor allem junge Betroffene, wollte ganz alleine entscheiden. Ein Drittel dagegen, vor allem die über 70-Jährigen, hätten am liebsten alles dem Mediziner überlassen. Die Mehrheit, unabhängig von Geschlecht und Bildung, wünschte sich, dass der Arzt und die Verwandten gemeinsam einen Entschluss über Fortführung oder Ende einer Behandlung träfen.

Die meisten der Betroffenen aber, die eine Patientenverfügung verfassten, taten das nicht um ihrer eigenen Autonomie willen, sondern aus Sorge um ihre Angehörigen. Sie sollten später nicht mit unangenehmen Entscheidungen beschwert werden.

Doch wenn die Ambivalenzen so groß sind, wie sollen die Mediziner sich dann verhalten, wenn sie für uns entscheiden müssen? Bei Bewusstlosigkeit, plötzlichen akuten Krisen, Komplikationen?

Die gesellschaftliche Kontroverse um dieses Thema dreht sich vor allem um die Frage der »Reichweite« einer Patientenverfügung: Soll unser Wille genau so gelten, wie er niedergeschrieben wurde – zum Beispiel, dass nach sechs Wochen Bewusstlosigkeit alle lebensverlängernden Maßnahmen beendet werden? Oder soll die Verfügung erst dann Gültigkeit erhalten, wenn unser Leiden, wie der Bundesgerichtshof geurteilt hat, einen »unumkehrbaren Verlauf« genommen hat?

Diese juristische Definition aber tauge nicht viel, sagt der Münchner Palliativarzt Gian Domenico Borasio: »Der Beginn des irreversiblen tödlichen Verlaufs ist die Befruchtung der Eizelle.« Das ganze Leben läuft unaufhörlich auf sein Ende zu.

Und an diesem Ende, betont sein Berliner Kollege Christof Müller-Busch, sei völlig unklar, wann das Sterben eigentlich beginne: »Die Kriterien, in welchem Krankheitsstadium sich ein Patient eigentlich befindet, ob er oder sie trotz einer nicht heilbaren Erkrankung noch rehabilitiert werden kann, ob es sich um ein präterminales, terminales oder ein finales Stadium handelt – das ist oft weder eindeutig noch formal bestimmbar.«

Auch die Ärzte lassen das Sterben zu, sagt Gian Domenico Borasio, wenn sich der Zustand des Betroffenen nicht mehr wirklich bessern lasse. Diese medizinische Indikation aber werde oft nicht gestellt, sondern in akuten Krisen einfach weiterbehandelt. Wenn dagegen Ärzte aus verschiedensten Fachrichtungen sorgfältig über die Prognose eines Schwerstkranken berieten, kämen auch sie oft zu der Entscheidung, keine lebensverlängernden Eingriffe mehr durchzuführen – wie es in der Patientenverfügung des Betroffenen gefordert wurde. Das zeigten Erfahrungen mit den Intensivpatienten des Uniklinikums Großhadern in München.

Reden, reden, reden – eine Patientenverfügung, davon ist Borasio überzeugt, taugt nur dann etwas, wenn sie die Kommunikation zwischen den Beteiligten fördert: »Ohne Dialog gibt es keine guten Entscheidungen.« Diesen Prozess kann das Stück Papier niemandem abnehmen, den Ärzten nicht, den Angehörigen nicht, dem Bevollmächtigten oder Betreuer nicht.

Denn der Kranke hat auf beides Anspruch: auf den Respekt vor seinen Wünschen wie auf die Fürsorge, sorgsam zu überprüfen, ob sein Wille in dieser Situation überhaupt Gültigkeit hat. Einfache Handlungsanweisungen wie »nach vier Wochen« sind wenig hilfreich – Borasio empfiehlt deshalb, eine Patientenverfügung auf jeden Fall genauestens mit einem Arzt zu besprechen.

Wollen wir die ultimative Kontrolle über unseren Tod haben? Ich nicht. Als sozialem Wesen ist mir der

Standpunkt von Klaus Dörner, dem Psychiater und prominenten Medizinkritiker, sympathisch. In jedem Leben gebe es Bereiche, in denen der Einzelne nicht selbstbestimmt, sondern fremdbestimmt sein müsse, argumentiert er. Und er sei sich eben nicht sicher, ob er im Krisenfall reanimiert werden wolle oder nicht:»Ich weiß es heute nicht, ich kann es nicht wissen! Ich will es auch nicht wissen. Ich will mit diesen Unwägbarkeiten leben. Ich will, dass auch diese Unwägbarkeiten bis zum Ende meines Lebens mein Leben bestimmen, auch die Unwägbarkeiten, in denen mir völlig fremde Menschen per Zufall nach einem Verkehrsunfall als Ärzte oder Krankenschwestern nach ihrem Gutdünken aus der Situation entscheiden!«

Man kann beim Verfassen einer Patientenverfügung genauso irren, wie Ärzte, Pfleger oder Verwandte Fehler machen können, wenn es keine gibt.

Als Dein Sohn Márton seinen Schulabschlussball feierte, erlaubten uns die Ärzte eine Reise nach Budapest und verlegten sogar extra ein paar wichtige Untersuchungstermine. Sie drängten mich richtig.

Ich dachte: Es darf nicht das letzte Mal sein.

Die Aussicht, Deine Kinder zu sehen und Juli, das sechsjährige Enkelkind, verlieh Dir neue Kraft. Budapest. Heimat. Gut gelaunt setztest Du Dich trotz hoher Dosen Morphium selbst hinters Steuer und fuhrst weite Teile der über 700 Kilometer langen Strecke. Ich hatte nicht den Mut für Einwände. Doch am nächsten Tag ging es Dir so schlecht wie überhaupt noch nie zuvor. Dir war übel, der Kreislauf versagte und Du konntest kaum aufstehen. Du warst so grau, dass mir angst wurde. Plötzlich wurde mir bewusst, dass ich in Ungarn nicht mal die Nummer des Notrufs kannte. Das hier war Dein Terrain, in Budapest hattest immer Du unser Leben organisiert. Vom anderen Zimmer aus rief ich heimlich Freunde an und fragte verlegen, wie ich im Notfall Hilfe holen könnte.

Unser Freund Feri erschrak so sehr, dass er sofort im Bad verschwand und den neuen Schrank montierte, den wir in einem Geschäft in der Nähe der Klinik gekauft hatten. »Ich dachte schon, das macht vielleicht gar keinen Sinn mehr«, hast Du schwach gesagt, und es sollte ein Scherz sein. Aber es war auch eine Frage.

Ich sagte nichts. Feri konzentrierte sich auf seine Schrauben.

Es war, als hätte Dir Budapest das Genick gebrochen. An diesem Abend konntest Du nicht einmal mit auf den Ball kommen. Bis zuletzt hast Du es gewollt, sogar noch die Krawatte rausgesucht und dann doch kapituliert. Du hättest vor Schmerzen nicht sitzen können, und Du wolltest nicht, dass Deine Kinder das sehen. Doch ich durfte nicht bei Dir bleiben. »Wir sind extra gekommen, Du musst uns vertreten – das ist wichtig«, hast Du insistiert. Ich saß also inmitten des Schülerballs mit Deiner Exfrau und den Kindern und wartete sehnsüchtig, dass die Veranstaltung endlich aus wäre. Die Zeit wurde immer kostbarer. Aber ich konnte sie nicht anhalten.

Und dann kam die Nacht in Budapest, als Du aufgestanden bist und im Bad in den Spiegel gestarrt hast. In Deinem Gesicht zeichneten sich kleine rote Hügel ab, unter denen sich Tumorzellen verbargen. »Sie wachsen«, hast Du mit bitterer Stimme gesagt. »Sie wachsen.«

Chefvisite

»Da ist ja unser Problemkind!« Hilflos blickte János, immerhin 58 Jahre alt, der Schar von Medizinern entgegen, die sich während der Visite um sein Bett in der Tagesklinik sammelte.

Nach der Rückkehr aus Budapest hätte eigentlich eine Darmspiegelung auf dem Programm gestanden. Ein weiterer der vielen Versuche, den Primärtumor genauer einzugrenzen, wie sie sagten. Denn es war immer noch nicht sicher, ob die Lunge der Ausgangspunkt des Krebses war. Solange es noch ein Ziel gab, schoben wir unsere Angst beiseite. Noch wurde etwas getan.

Heute frage ich mich, ob das, was damals mit János geschah, überhaupt noch Medizin war oder nicht schon längst wissenschaftliche Forschung. Auf jeden Fall war es eine Qual.

Die für die Spiegelung notwendige medikamentöse Spülung, die er so hasste, hatte nicht richtig funktioniert. Trotz der mehreren Liter unsympathischer Flüssigkeiten, die er trinken musste, entleerte sich der Bauch nicht vollständig. Die Darmmuskulatur war durch die vielen Opiate lahmgelegt, und der Stuhlgang – nach János' Empfinden kein Gegenstand öffentlicher Debatten – zu einem täglichen Problem geworden. Er war froh, wenn es klappte, und es war ihm doch auch unangenehm. Vor allem, wenn er unverblümt nach der Menge seiner Ausscheidungen gefragt wurde. »Das reicht nicht«, hatte die Schwester am Morgen kritisiert und den wegen möglicher Klarheit ersehnten Untersuchungstermin kurzerhand abgesagt. Vielleicht auch, weil sich längst ganz andere Probleme ankündigten.

Auf der Chefvisite zeigte der Professor Sorge trotz professioneller Sachlichkeit. »Wir müssen der Tatsache ins Augen sehen«, sagte er und blickte auf die Patientenkurve, »dass die Chemotherapie nicht angeschlagen hat. Ich hatte Ihnen ja gesagt, dass das bei dieser unklaren Diagnose möglich ist. Wir müssen also schleunigst einen anderen Weg gehen und die Substanzen wechseln.«

Wochenlang hatten uns die Ärzte immer wieder vertröstet. Dutzende von Diagnosen erhoben, ohne zu irgendeinem Ergebnis zu kommen. Das war das Wesen des gefürchteten CUP-Syndroms: Bei einem »Cancer of unknown primary«, einem Krebs ohne definitiven Ursprungstumor, passte nichts zusammen – Tumormarker, Röntgenbefunde, Blutwerte. Dass seine Krankheit Lungenkrebs war, blieb eine unbestätigte Vermutung. Schließlich hatten sie eine Chemotherapie auf Verdacht gewählt, um irgendetwas zu tun.

»So schnell greift das nicht!« Fünf bis sechs Durchgänge, hatte der Professor zweifelnde Fragen abgewehrt, wären auf jeden Fall notwendig, bis die Therapie Wirkung zeigen könnte.

Bis dahin behandelten sie den Zerfall von János' Körper wie eine Art lästigen Ausschlag. Gegen die splitternden Knochen wurden Infusionen mit Biphosphonaten angelegt, die den Abbau bremsen sollten. Die kleine Beule, die seitlich unter den Rippen auftauchte, war dagegen nur ein Achselzucken wert. Die Metastase am Kopf, wo der Krebs zuerst sichtbar geworden war, wuchs zwar und hatte inzwischen die Größe einer Beule, aber sie »penetriert nach wie vor nicht in das Gehirn«, wurden wir beruhigt. Und wenn die Spannungsschmerzen dort unerträglich würden, könne man die Erhebung »auch mal rausschneiden«.

Allerdings ungern – denn das durch die Chemo einge-
schränkte Immunsystem machte kleinste Komplikationen
zum Hasardspiel. Gegenüber, auf dem anderen Scheitel-
punkt des Kopfes, wuchs inzwischen ein zweiter Knoten,
absurd in seiner ordentlichen Symmetrie.

Wenn die Therapie greift, nehmen die Schmerzen ab,
hatten sie gesagt. Doch stattdessen wurden die Schmerzen
immer schlimmer, und die Blutwerte zeigten keinen
Rückgang der Krebsmarker. Immer nur einen Anstieg.

Jetzt war es also ausgesprochen. Die Chemotherapie
hatte nicht funktioniert.

Heilige Geier

Zum ersten Mal traute ich mich, vor der Tür und ohne János neben mir, nach der Erfolgschance der Behandlung zu
fragen: »Warum wollen Sie das wissen?«, wurde ich von einem der Assistenzärzte mit einer Gegenfrage beschieden.
Er und sein Kollege, bis dahin nur am Funktionieren der
medizinischen Routine interessiert, demonstrierten plötzlich patriarchalische Fürsorge: »Statistische Daten sagen
nichts über individuelle Prognosen aus!«

Ich holte tief Luft und nahm einen zweiten Anlauf:
»Also sind die Chancen deutlich gesunken?« Innerlich
wappnete ich mich gegen eine ehrliche Antwort wie gegen
einen Schlag. Doch er kam nicht. »Wir haben einfach
nicht genug Fälle, um die Aussichten beurteilen zu können«, sagte der eine mit flehendem Unterton und sah
mich ratlos an.

Fast tat er mir leid. Ich ging zurück ins Krankenzim-
mer und übersetzte János meinen Dialog mit den Ärzten.

Er kommentierte ihn nicht. Inzwischen ging es ihm so schlecht, dass er nur noch daran denken konnte.

Seine Schmerzen waren so unstillbar geworden, dass die Onkologen der Tagesklinik nach Wochen endlich eine Expertin herbeischafften. Diesmal riefen sie nicht mehr den Konsildienst der Schmerzambulanz, der wegen Überlastung einfach nie erschienen war, sondern eine Ärztin der Palliativstation.

János' überbordendes Leiden, das keine Grenzen und keinen Ort mehr zu kennen schien, hatte die Anästhesistin in Nullkommanichts in drei völlig unterschiedliche Symptomenbilder aufgeschlüsselt: Der quälende Spannungsschmerz durch die Metastase am Kopf war eine Neuralgie und benötigte ganz andere Medikamente als die vom Krebs befallenen Knochen. Und gegen die verhärteten Muskelfaserknoten am Rücken, anscheinend ein Stresssymptom, halfen gar keine Arzneien, nur Massagen.

Um die Schmerzen endlich in den Griff zu bekommen, sollte János für einige Tage in der Klinik »eingestellt« werden. Auf der Palliativstation. Ich hatte die unklare Vorstellung, dass diese Abteilung sich mit den unterschiedlichsten Symptomen auskannte, weil dort Schwerstkranke betreut würden und Sterbende. Auch.

»Nicht dass Sie glauben, dass es bei Ihrem Mann schon so weit ist«, sagte der onkologische Assistenzarzt schnell, und Verlegenheit stand in seinem Gesicht. »Da stehen wir noch lange nicht! Aber die haben eben gerade ein Bett frei und kennen sich gut aus mit Symptomen ...«

Erst später lernte ich, dass die Palliativmediziner von ihren Kollegen wie die heiligen Geier behandelt werden, denen man in Indien auf hohen Türmen die Leichen der noblen Parsen anbietet. Man braucht sie, um die Sterbenden zu entsorgen, aber bis dahin geht man ihnen am liebsten aus dem Weg. Vor allem die Onkologen, auf deren Stationen die meisten hoffnungslosen Fälle liegen, meiden die Konkurrenz derer, die das Vorrecht haben, nicht mehr um jedes Leben kämpfen zu müssen. Den Sterbeexperten haftet der Geruch des Zweifels an der Medizin an.

»Wir werden oft nur gerufen, wenn der Chef einer betroffenen Station im Urlaub oder auf einem Kongress ist«, sagt einer von ihnen. Dann erst greift das subversive Netzwerk der jüngeren Assistenten, denen die Patienten noch wichtiger sind als die Erfolgsbilanz der medizinischen Abteilung. »In fünf Tagen muss die Symptomkontrolle funktionieren«, heißt es dann, »sonst kommt der Chef wieder und versucht es mit einer neuen Therapie, die wieder nichts bringen wird.«

Die Entscheidung, János auf die Palliativstation zu verlegen, war das Einzige, das ihm in dieser schweren Zeit geholfen hat.

Leben = Körper plus X

Was ist das Leben? Wie oft habe ich mir diese Frage gestellt, während der Krebs János' Körper zerfraß, aber doch nicht ihn?

Leben = Körper plus X, schreibt Paul U. Unschuld, Berliner Medizinhistoriker und als Sinologe Experte für Traditionelle Chinesische Medizin. Denn neben der biologischen Materie gebe es da noch etwas Unfassbares, das letztlich in allen Kulturen dieser Welt auftauche – unter vielen Namen wie Seele, Geist, Energie oder Psyche. Doch diesen allen gemeinsam sei, dass der Körper nur in Verbindung mit diesem unbekannten Faktor leben könne. Ihn und das X, so Unschuld, trenne nur der Tod.

»Placebo Domino in regione vivorum«: Ich werde dem Herrn im Reich der Lebenden gefällig sein – mit diesen Worten wurden im Mittelalter die Totenmessen eingeläutet. Als der Gesang später von professionellen Wächtern übernommen wurde, erhielt das »Placebo« einen anrüchigen Beiklang, und heute ist es ein Synonym für Scheinmedikamente.

Jedes dritte »Placebo« wirkt auf den Faktor X, ohne dass wir wüssten, warum. Grüne Tabletten aus Milchzucker helfen gegen Panikattacken, gelbe gegen Depressionen und rote bei Arthritis. Und wenn sie dem Kranken ein Arzt in einem weißen Kittel in die Hand drückt, scheinen sie stärker zu sein, als wenn eine Schwester sie an die Patienten verteilt.

Was Suggestion vermag, erklärt die Wissenschaft inzwischen als komplexe Wechselbeziehung zwischen Nerven, Hormonen und Immunsystem mit dem, was wir Psyche nennen und wie den Faktor X nicht wirklich erklären können. So entstanden die Hypnose, ursprünglich als Magnetismus gedeutet, die Psychosomatik, die rätselhafte Reaktionen auf traumatische Erlebnisse beschreibt, und die moderne Body-Mind-Medizin, die mit Meditation und Entspannung versucht, unter anderem die Krebsheilung zu unterstützen.

Voraussetzung ist allerdings immer, dass auch der Mediziner von der Wirkung einer Therapie überzeugt ist. Der Patient und der Arzt, sie gehören zusammen wie der Körper und das X.

»Manche Onkologen schaffen es allein mit der Kraft ihrer Überzeugung, einzelnen Patienten das Leben zu retten.« Dieser Typus scheue sich nicht, erzählt einer, der anders ist, dem todgeweihten Kranken im Brustton der Zuversicht weiszumachen, dass dieser nur noch diese eine therapeutische Hürde zu nehmen bräuchte, um dann vielleicht schon Licht am Horizont zu erblicken. Ein wenig Neid klingt aus seiner Stimme, aber auch Verachtung für die Lüge, die so viele Patienten in ein fruchtloses Therapiekarussell treibe. Einmal, erinnert er sich, habe er im Tross der Visite gestanden und sein Gesicht nicht unter Kontrolle gehabt, als der Professor in bester Laune dem Schwerkranken die nächste leidvolle Behandlung ankündigte. »Der Patient glaubte ihm nicht, und plötzlich merkte ich, dass er mich ansah und die Skepsis in meinem Gesicht las. Dieser Moment der gegenseitigen Erkenntnis war ein Schock!«

Vielleicht sind in diesem Moment die letzten Chancen für diesen Mann zunichte gemacht worden. Nocebo – auch die sich selbst erfüllende Negativ-Prophezeihung funktioniert in der Medizin.

Aber dann gibt es auch immer wieder diese Wunder, auch wenn sie mehr als selten sind. Der junge Mann, der durch alle Höllen seiner Leukämie ging und von dem Chefarzt wider jede Wahrscheinlichkeit zur Knochenmarkstransplantation überredet wurde. »Es war klar, dass er die nicht überleben würde«, glaubte der Assistent und war froh, dass er in eine andere Abteilung wechselte, um diese Quälerei nicht mehr verfolgen zu müssen.

Ein gutes Jahr später trat er mit einer Flasche Orangensaft in der Hand aus einem Supermarkt und wurde fast von einem Mountain-Bike umgefahren. Nach einer Schrecksekunde war klar: Sein Chefarzt und der Faktor X hatten diesem Mann das Leben gerettet.

Sinnfragen

Muss Hoffnung Sinn machen? Ist sie nicht stärker als die Logik? Oder macht sie sich lächerlich, wenn der Verstand gegen sie spricht?

»Manchmal ist es besser, die Hoffnung aufzugeben«, sagte der junge Palliativarzt fast tadelnd, als János kurz vor seinem Tod schon in einer Schlafnarkose lag und immer noch nicht sterben wollte. »Ich denke, Glaube kann Berge versetzen«, erwiderte ich trotzig und war verletzt. »Nur im Fernsehen«, antwortete er traurig. »Wir sehen hier ganz andere Dinge.«

War es falsch zu hoffen? Auf Heilung, auf Zeit, auf Linderung?

»Wenn die Chemotherapie greift, dann werden auch die Schmerzen weniger«, hatten die Onkologen versprochen, wie immer in Eile. Nachzufragen wäre schwer gewesen. Aber wollte ich das überhaupt? Ich glaubte den Worten, weil ich ihnen glauben wollte.

Erst später lernte ich, dass die giftigen Infusionen nur schwach auf Tumorzellen im Inneren der Knochen wirken. Wenn sie János stattdessen bestrahlt hätten – das hätte die Schmerzen vermutlich reduziert. Aber die Radioaktivität hätte seinem Leben auch ein kalkulierbares Ende gesetzt. Wollten sie seine letzten Chancen nicht verspielen, mehr Zeit gewinnen mit den Chemotherapien? Oder haben sie es lieber einfach laufen lassen, weil sie mit uns nicht über das Ende reden wollten?

Wie hätte er reagiert, wenn man ihn gefragt hätte: Möchten Sie lieber bald sterben, aber sanft und ohne Schmerzen? Oder wollen Sie kämpfen, für den Bruchteil einer Chance und zu einem hohen Preis?

Sie haben János nicht vor die Alternative gestellt. Und ich wollte sie gar nicht erst kennenlernen.

»Akzeptier doch, dass er sterben wird«, sagte Heidi, eine enge Freundin. »Quäl ihn nicht mit irgendwelchen Therapien, sondern macht Euch noch eine schöne Zeit.« Unsere Freunde schwiegen längst betreten, wenn wir kämpferisch über weitere Chemotherapien sprachen. Die Ärzte blickten mitleidig-nervös, als wir fragten, ob Vitamininfusionen sich mit den Medikamenten vertrügen. Und die Nachbarn sagten so Sätze wie »Die Hoffnung stirbt zuletzt«.

Sie haben sich alle schon damit abgefunden, dachte ich und fühlte mich einsam und verraten.

Eines Nachts hielt ich es nicht mehr aus und rief János in der Klinik an. »Ich weiß nicht, was ich tun soll«, sagte ich verzweifelt, »alle sagen, ich soll Dich nicht zu Therapien drängen, aber ...«, ich wusste nicht weiter.

»Lass sie reden«, sagtest du ruhig und bestimmt. »Sie verstehen uns nicht.«

János hat immer nur an das Leben geglaubt. Und an die Liebe.

Jahre, bevor Du krank wurdest, fragte ich einmal: »Und wenn ein Krieg kommt und wir alle sterben müssen?« Du hast gelächelt und meine Hand genommen. »Wenn das so wäre, dass wir jetzt sterben müssten, in diesem Moment – dann würden wir uns ganz fest umarmen und halten und uns liebhaben, und dann wäre es gar nicht schlimm.«

Doch als die Schmerzen von Dir Besitz ergriffen, taten Dir meine Berührungen weh. Du konntest mich zum Einschlafen nicht mehr an Dich ziehen, und ich wanderte nachts mit meiner Bettdecke in Dein Zimmer ans andere Ende des Flures. Dort lag ich dann auf dem Sofa bis in die Morgenstunden und lauschte Deinem Stöhnen, das Du nun nicht mehr unterdrücken musstest.

Als Du dann starbst, habe ich versucht, Dich in den Arm zu nehmen. Ungeschickt, die Kabel zur Morphiumpumpe eingeklemmt, an Deinen Schultern gezogen. Dich gehalten, als Du nach Luft gerungen hast, und erschrocken gleich wieder losgelassen. Die Sterbenden brauchen Platz, hatten die Schwestern gesagt, man muss ihnen Raum lassen. Aber ich konnte Dich doch so nicht gehen lassen, alleine. Zerrte erneut an Dir, ohne eine Reaktion zu erhalten, küsste Dich, verzweifelt, und fand mich aufdringlich dabei. Aber als sich meine Lippen von Deinen lösten, vorsichtig, zögernd, hast Du einen tiefen Seufzer getan und warst still. Warst tot.

Dafür hasse ich den Krebs am meisten. Dass er uns zwingen konnte, einander loszulassen.

»Schatzi, eine Zigarette ...«

Die Palliativstation machte einen schäbigen Eindruck. Die Türen waren abgestoßen, die Wände hatten dringend einen neuen Anstrich nötig. Harte Stühle schrammten über einen zerkratzten Boden. Bald, so hieß es, werde ein Anbau mit einer neuen Station eröffnet, irgendwann im April. Es war Anfang Dezember.

Die kleine Abteilung teilte sich einen Schwesternstützpunkt mit einer onkologischen Station. Während an dem einen Ende des Flurs hektisch die Automaten fiepten, wenn Beutel mit Chemotherapie oder Patronen mit Schmerzmitteln gewechselt werden mussten, war es an dem anderen auffallend ruhig. Es gab mehr Pfleger und Schwestern als sonst, und alle waren sehr nett. Ein junger Arzt kam, um uns zu begrüßen. Er sagte, er habe zwar jetzt noch keine Zeit, aber er käme in etwa einer Stunde zurück, um sich um János zu kümmern.

So etwas war uns bis dahin noch nie passiert. János fühlte sich sofort aufgehoben. Respekt und Höflichkeit gaben ihm das Gefühl, noch er selbst zu sein. Auch wenn sich alles an ihm veränderte.

Während wir warteten, wurde ein zweites Bett in das Zimmer geschoben, ein Notfall. Der Mann, der darauf lag, war vielleicht erst Mitte 60, aber er sah viel älter aus mit seiner unnatürlich gelbbraunen Haut und den tiefen Falten in seinem Gesicht. Sein Atem rasselte, und immer wieder wurde sein Körper von Hustenanfällen geschüttelt – dunkle quälende Töne von Schleim, der sich nicht lösen wollte, das Ringen um Luft. Aber er schien dabei nicht aufzuwachen. Er war narkotisiert.

Seine Lebensgefährtin, etwas jünger als er, stand hilflos daneben und stopfte mit fahrigen Händen die Decke zurück, wenn sie durch die Zuckungen des Körpers verrutschte. Als die Krankenschwester zu ihr trat, um die Papiere zu übernehmen, brach sie in Tränen aus. »Ich kann ihn einfach nicht mehr daheim pflegen, ich hab's ja versucht ...«, schluchzte sie, sich nur mühsam beherrschend. »Ich hab's ja versucht!«

Der Mann wurde wach, vielleicht vom Ton ihrer Stimme. »Geh Schatzi, gib mir doch eine Zigarette«, bat er mit heiserer Stimme und strahlte sie an. Sie riss sich zusammen. »Du kannst hier nicht rauchen, wir sind im Krankenhaus.« »Aber nur eine Zigarette, eine einzige«, bettelte er und griff nach ihrer Hand. »Sie haben Lungenkrebs«, sagte die Schwester sanft, »Sie können nicht mehr rauchen.« »Tüdő rák«, übersetzte ich die Diagnose leise für János, der, gefesselt von der absurden Szene, für kurze Zeit seine Schmerzen vergessen hatte. Er blickte mich an. »So lange habe ich geraucht«, sagte er genauso leise. »Aber heute werde ich immer wütend, wenn ich daran denke.«

Ich glaube nicht, dass János in diesem Moment daran dachte, dass auch er so sterben könnte wie der Mann. Ersticken oder zumindest beinahe. Ich selbst habe es jedenfalls nicht getan. Aber vielleicht war unsere Wahrnehmung schon genauso irreal wie die des Mannes, der rauchen wollte, obwohl er keine Luft mehr bekam.

Hundert Tage Einsamkeit

Frau O. ist verzweifelt, weil sie ihren Mann im Sterben allein gelassen hat. Sie wollte nicht gehen, aber das Krankenhaus hatte sie nach Hause geschickt. Es sei kein Platz da für sie, hieß es, man sei überfüllt. Und diese Nacht würde ihr Mann nicht sterben, ganz sicher nicht.

Als sie nachts um halb drei schweißüberströmt aus dem Schlaf aufschreckte, wusste sie, dass es doch passiert war. »Ich komme darüber nicht hinweg«, sagt sie noch drei Jahre später, »dass ich mich habe wegschicken lassen. Wenn ich nur ...«

Hätte sie denn eine Wahl gehabt?

Patienten und ihre Angehörigen spielen im Gesundheitsbetrieb nur eine marginale Rolle, kritisiert Hagen Kühn vom Berliner Wissenschaftszentrum. »Mündig« dürften sie nur dann sein, wenn das System ihre Mitarbeit brauche – nachts, an Wochenenden, oder wenn die Stationen schlecht besetzt seien. Der Patient sei ansonsten gerade gut genug, um die widersprüchlichen Botschaften des zerklüfteten Medizinsystems notdürftig zu einem Ganzen zusammenzufügen – durch Übermittlung von Informationen, Auskünfte an Ärzte über Behandlungen bei anderen Ärzten und Fragen, die nach Antworten suchten. Der Zusammenhang im Gesundheitssystem, so Kühn, werde entweder von dem kranken Laien hergestellt oder aber gar nicht.

Als hätte man in existenziellen Situationen nichts anderes zu tun. »Kann man sich nicht einfach nur therapieren lassen?«, fragt Frau O. mit einem Anflug von Kritik, und sieht es doch vor allem als ihre eigene Niederlage an, dass ihr Mann so allein gelassen wurde – nicht nur in jener Nacht.

Dabei hat sie alles versucht, um die Gesundheit ihres Mannes zu schützen. Erst hatte sie den 49-Jährigen gezwungen, zum Arzt zu gehen, als er zwei große blaue Flecken am rechten Bein bekam. Sie waren hart und schmerzhaft, und Frau O. fürchtete eine Thrombose. Doch der Landarzt mokierte sich nur. »Wegen ein paar blauer Flecken, da nehmen Sie mir Zeit weg?«, frotzelte er und verschrieb Heparin-Salbe als Gerinnungshemmer. Dann schickte er den Vater dreier Kinder weg.

»Hier auf dem Dorf ist das noch so«, sagt seine Frau. »Da gibt der Arzt nicht zu, dass andere vielleicht auch was können.« Erst als an demselben Bein noch der Zeh blau wurde, Atemnot und Herzprobleme dazukamen, ließ sich der Mediziner überreden, eine Überweisung auszustellen. Herr O. fuhr zur Untersuchung in das Münchner Städtische Krankenhaus Neuperlach, in die Kardiologie. Als seine Frau ihn dort abholen wollte, wurde sie von einer jungen Ärztin abgefangen und in einen Unreinraum gebeten, »so eine Art Besenkammer, weil sonst nirgendwo Platz war«. Völlig unvorbereitet und im Stehen eröffnete man ihr, dass ihr Mann einen Pleuraerguss habe, eine Flüssigkeitsansammlung zwischen Lungen und Rippen.

Und der käme von einem Lungentumor.

Bei den Barmherzigen Brüdern, einer unter anderem auf Lungenheilkunde spezialisierten Klinik, wurde daraufhin der Pleuraerguss punktiert und Herr O. in der Onkologie »vorgestellt«. Doch das Urteil ließ wenig Hoffnung: Man könne die Tumorzellen, so die Krebsspezialisten, durch eine Sonde mit Alkohol beschießen und so die Geschwulst am Weiterwachsen hindern. Alles andere mache bei dieser Erkrankung keinen Sinn. »Wenn ich mir Ihre Diagnose anschaue«, sagte der Onkologe sachlich, »kann ich Ihnen nur den Rat geben: Gehen Sie nach Hause und ordnen Sie Ihre Dinge. Ich gebe Ihnen nicht mehr als etwa 100 Tage.«

Hilfesuchend wandte sich das Paar nun an Großhadern, die Universitätsklinik. »So ein Quatsch«, beschied der dortige Experte das Urteil seines Kollegen. »Das stimmt höchstens, wenn Sie keine Chemotherapie machen. Aber mit der können wir Ihre Lebenszeit verlängern, wir haben gute Erfolge ...« – er zitierte Studien und Fünfjahresüberlebensraten. Und Herr O. wollte leben, so lange wie möglich.

Nach der zweiten Chemo lag er im Kreiskrankenhaus Gauting, und es ging ihm nicht gut. Er atmete schwer, weil er wenig Luft bekam, und seine Frau versuchte verzweifelt über die Schwestern, einen Arzt zu rufen. Doch es war Samstag. Nach eineinhalb Stunden tauchte ein völlig überlasteter Assistenzarzt auf, blickte auf die Krankenkurve, sah die Diagnose und schnauzte sie vor ihrer 16-jährigen Tochter an: »Das ist doch kein Wunder! Gewöhnen Sie sich endlich an den Gedanken, dass Ihr Mann eine tödliche Krankheit hat!« Und ging.

In dieser Nacht erlitt der Patient O. seinen ersten Schlaganfall.

Trotz seiner schweren Grunderkrankung wurde er nach wenigen Tagen nach Bad Aibling überwiesen, in eine neurologische Reha-Klinik. Dort waren Pflegeteam und Ärzte freundlich und achtsam. Zum ersten Mal atmete Frau O. durch, zumal sich ihr Mann von den Lähmungen durch die Hirnblutung rasch erholte. Man setzte ihn auf und half ihm in einen Rollstuhl, selbst die Toilette konnte er wieder benutzen. »Anders als in Gauting wurde mein Mann hier wie ein Mensch behandelt«, sagt Frau O. Bis er den zweiten Schlaganfall bekam.

»Ich weiß eigentlich gar nicht, mit was Ihr Mann noch Luft bekommt«, hatte die fürsorgliche Ärztin in der Rehaklinik danach zu ihr gesagt. »Die Lunge ist kaum noch funktionsfähig.« Deshalb müsse der Patient auch wieder zurück in das Akutkrankenhaus. Wenn er hier bliebe, würde er sterben.

Und das ginge hier nicht.

Trotz seines kritischen Zustands wurde Herr O. also in einen Krankenwagen verfrachtet und 60 Kilometer quer durch Oberbayern gefahren. Für seine Frau war kein Platz, auch damals nicht, also musste sie mit dem eigenen Auto folgen. Und mitansehen, wie die Sanitäter in Gauting ihren Mann beim Ausladen von der Bahre fallen ließen, weil sie vergessen hatten, den Gelähmten anzuschnallen.

»Wie viel er wohl noch von dem allem mitbekommen hat?«, fragt sie, und es ist ihr anzusehen, wie sie die

Bilder verfolgen. »Die Ärzte haben nur noch gesagt, wir sollten beten, dass er so schnell wie möglich noch einen weiteren Schlaganfall bekommt. Mehr ist ihnen dazu nicht eingefallen.«

Drei Tage später war der Leidensweg von Herrn O. beendet. Er starb innerhalb der hundert Tage, die ihm der erste Onkologe prognostiziert hatte, auch wenn er keine der angeblich lebensverlängernden Chemotherapien gemacht hätte.

Leben am Schlauch

Die Frage hat Christian irritiert. Wie lange er schon krank ist? Der 15-jährige Junge mit den klugen, wachen Augen überlegt einen Moment: »In welcher Hinsicht?«

Eine beschämende Gegenfrage. Christians Leben teilt sich nicht in ein gesundes Vorher und ein krankes Nachher. Er ist so, wie er ist – geboren mit einem Genfehler, der seine Muskeln nach und nach schwinden lässt. Klein und zart, der Kopf überdimensional zu seinem Kinderkörper, sitzt er in einem Rollstuhl, der zu einer rollenden Intensivstation umfunktioniert wurde. Von dem Beatmungsgerät hinter seinem Rücken führt ein Schlauch in die Luftröhre, und die Krankenschwester muss mehrmals mit einem Katheter den Schleim aus seinem Rachen absaugen, bevor er sprechen kann. »Fünf Jahre«, artikuliert er mühsam und grinst. Seit er zehn ist, soll das bedeuten, wird er künstlich beatmet und über einen Schlauch, der in seinen Magen führt, ernährt.

»Noch vor wenigen Jahren mussten Kinder und Jugendliche wie er auf einer Intensivstation im Bett ihr Leben fristen«, sagt Boris Zernikow, Leiter der pädiatrischen Palliativmedizin in der Vestischen Kinderklinik in Nordrhein-Westfalen. Der Schlauch in der Luftröhre ist nicht nur ein ständiges Infektionsrisiko. Um den Fremdkörper herum wuchert immer wieder Gewebe, und wenn das verletzt wird, ist die Blutung schwer zu stoppen. Doch Christian lebt mit der Unterstützung eines Pflegedienstes zu Hause in Bayern bei seinen Eltern. Mit dem elektrischen Rollstuhl düst er durch die Wohnung und kann seine Freunde treffen. Nur einmal im Jahr kommt er ins Ruhrgebiet nach Datteln, denn hier ist einer der wenigen Orte in Deutschland, wo beatmete Kinder zur Kurzzeitpflege aufgenommen werden.

»Wo hast du denn Schmerzen?«, fragt Zernikow. »Und wie fühlen die sich an, eher ziehend, pochend oder stechend? Und wann genau treten sie auf?« Weil die Muskeln Christian nicht mehr tragen, ist sein Körper steif und verkrümmt, und die Knochen tun ihm weh, vor allem nachts und morgens. »Wir kombinieren das Schmerzmittel mit einem zweiten und erhöhen die Dosis, damit du durchschlafen kannst«, schlägt der Arzt vor. »Es kann sein, dass du etwas noch Stärkeres brauchst«, fügt er dann aber noch hinzu und meint ein Opioid. »Doch das macht dich müde am Tag, und das wollen wir ja nicht. Also probieren wir es erst mal anders, gut?« Christian nickt, die Visite ist abgeschlossen. Ab mit dem Rollstuhl zum Internet-Point der Klinik.

Weiß er, dass er sterben wird? »Ich denke schon«, sagt Zernikow. »Wir sprechen offen darüber, dass seine Symptome sich verschlechtern. Aber solange er das Thema Tod nicht direkt anspricht, halten auch wir uns zurück. Er soll selbst entscheiden, was er dazu hören will.«

Im Gegensatz zu den Erwachsenen, die bereits todkrank sind, wenn sie in palliativmedizinische Obhut kommen, lebt ein Großteil der 16 000 Kinder und Jugendlichen mit lebensverkürzenden Leiden noch viele Jahre mit wachsenden Beschwerden – vor allem die zwei Drittel, die nicht an Krebs erkrankt sind, sondern an erblichen Stoffwechsel- oder Nervenleiden. Jährlich stirbt etwa ein Zehntel davon, und das sollten sie, wenn möglich, zu Hause oder in einem Kinderhospiz können. Viele bereiten sich dort mit ihren Eltern, oft über Jahre, auf den Tod vor.

Dass Kinder, die früher gestorben wären, nun dank des medizinischen Fortschritts in die Pubertät kommen und manche sogar das Erwachsenenalter erreichen, ist nicht nur eine psychosoziale Herausforderung. Auch wissenschaftlich ist die Kinderpalliativmedizin Neuland. Die Krankheiten sind selten und nicht ausreichend dokumentiert, Medikamente fehlen oder sind für diese Altersgruppe nicht zugelassen. Und wenn einige der jungen Patienten das Erwachsenenalter erreichen, dürfen sie nur noch mit Ausnahmegenehmigung von Kinderärzten behandelt werden, obwohl sie Symptome haben, die nur diesen vertraut sind. Auch für die Kinderhospize sind sie dann eigentlich zu alt.

»Solche Formalien sind mir egal. Wir sind auch für Ältere da, wenn wir gebraucht werden«, kommentiert das Rüdiger Barth, Leiter des Kinderhospizes Balthasar im nordrhein-westfälischen Olpe. Vier Wochen im Jahr können die Familien sich in einem der acht deutschen Kinderhospize verwöhnen lassen, andere Betroffene kennen lernen oder sich, wie in Olpe, auch ärztlichen Rat holen. Eine Kinderärztin von der Vestischen Kinderklinik fährt regelmäßig in das freundliche Haus, das wie eine große WG anmutet. Im Garten hinter der Riesen-Schaukel, auf der auch ein Rollstuhl Platz hat, findet jedes Jahr einmal ein Gedenkfest statt. Noch Jahre nach dem Tod ihrer Kinder kommen die Eltern mit den Geschwistern und stellen kleine Windräder mit den Namen der verstorbenen Jungen oder Mädchen auf. Trauerarbeit ist eine wichtige Säule des Hospizgedankens.

Im Gegensatz zu den Älteren begegnen die Kleinen unter den Kindern dem Tod fast wie einem Freund, und sie spüren seine Nähe auch dort, wo Erwachsene sie immer noch verdrängen. Jürgen Schulz, Vorstand einer Stiftung, die unter anderem in Berlin das Kinderhospiz Sonnenhof betreibt, erinnert sich an seinen Sohn, der mit acht Jahren an Leukämie starb. Während der kleine Björn auf dem Fußboden mit Autos spielte, schlug er seiner Mutter, die daneben kochte, völlig unverhofft vor, doch noch ein Baby zu bekommen. »Aber warum denn? Wir haben doch dich?«, fragte die Mutter erstaunt, denn die Eltern waren noch überzeugt, dass ihr Kind es schaffen würde. »Aber nicht mehr lange«, sagte Björn und brauste weiter mit seinen Autos durch das Zimmer.

Nur ein einziges Mal habe ich Dich weinen gesehen. Während ihrer ersten Visite hatten sich drei Ärzte der Palliativstation auf Stühle neben Dein Bett gesetzt und nach sämtlichen Symptomen gefragt. Geduldig zugehört. Was für ein Unterschied das war, ob sie vor einem standen oder neben einem saßen ...

Als Du mit dem Erzählen fertig warst, sagte die Oberärztin mitfühlend: »Da müssen Sie aber jetzt ziemlich viel bewältigen, was da alles gleichzeitig auf Sie einstürzt.« Plötz-

lich liefen Dir Tränen über das Gesicht. Ich unterdrückte den Impuls, Dich vor den Medizinern in den Arm zu nehmen. Wie hätte ich Dich trösten können, wo doch so viel Schmerz in Dir war? »Ók túl kedvesek voltak velem«, schluchztest Du in ein Taschentuch, das ich aus dem Nachtkästchen gekramt hatte. »Sie waren einfach zu nett zu ihm, sagt er«, übersetzte ich verlegen. Die Ärztin nickte. Sie blieben noch einen Moment sitzen, um Dir zu zeigen, dass sie Deine Verzweiflung so ernst nahmen wie alles andere. Dann gingen sie.

Ich hatte Dich nie zuvor weinen sehen. Schmerz, Trauer, Wut in Deinen Augen, aber nie solche ungeschützte Verletzlichkeit. Eine einzelne Träne bei der Beerdigung Deiner Mutter. Nur einmal, als wir uns erst kurze Zeit kannten und noch Mühe hatten, uns zu verständigen, hattest Du doch geweint. Mitten in Wien, in einem griechischen Restaurant am Naschmarkt, als Du von Deinem taubstummen Bruder erzählt hast und wie schwer sie für ihn war, die gemeinsame Jugend. Deine Wut auf den Krüppel, den Du überallhin mitschleppen musstest, weil er sich allein nicht verständigen konnte. Aber auch das Mitgefühl und die Solidarität, die Dich mit ihm verbanden. Du hattest sogar Liebesbriefe geschrieben in seinem Namen, charmante Postillen an Mädchen, die sich hinterher wunderten, dass der gutaussehende, aber stumme Junge so wenige der Worte kannte, die ihnen so geschmeichelt hatten.

Dann hatten ihm die Ärzte versprochen, ihn wieder hören zu machen. Doch nach der komplizierten neurologischen Operation war er so taub wie zuvor, und noch dazu schief. Die Lähmungen der rechten Seite, wie der Gehörschaden durch eine Hirnblutung während der Geburt hervorgerufen, waren nicht besser geworden, sondern schlimmer. Und Du hattest geweint. So viel Mitgefühl, und doch keine Hoffnung.

Fenstersturz

»Wir können in 90 Prozent aller Fälle die Tumorschmerzen wirksam behandeln«, versicherte der Arzt auf der Palliativstation, als er damit begann, János' Schmerzmedikamentierung neu einzustellen. »Sie verschwinden meist nicht ganz, aber sie werden beherrschbar und man kann sie aushalten.« Und er rechnete halblaut Mittelwerte aus Körpergewicht und Schmerzintensität, während er Patronen in den Perfusor schob und ihn mit einigen Tastendrucken neu programmierte. »Die Kunst besteht darin, dass Sie so weit betäubt werden, dass Sie die Schmerzen gut aushalten, aber nicht so viel, dass Sie müde werden. Der Schmerz muss dagegenhalten und mitspielen.« János gehörte zu den zehn Prozent der Patienten, wo er nicht mitspielte.

Seit Jahrzehnten wird in Deutschland über Schmerz debattiert. Dass deutsche Ärzte keine Ahnung davon haben. Dass die Vorschriften für Betäubungsmittel aus vergangenen Zeiten stammen. Dass andere Nationen wehleidiger sind und nur deshalb mehr Narkotika verordnet bekommen. Dass Schmerz nur subjektives Empfinden ist und gar kein körperliches Korrelat braucht. Sozusagen Einbildung.

»Wer in Deutschland starke Schmerzen hat, muss sich vor den ICE werfen«, wirbt die Sterbehilfeorganisation Dignitas/Dignitate für ihre Hilfe beim medizinischen Freitod. 3000 Menschen jährlich nehmen sich nach Schätzungen nur deshalb das Leben, weil sie unerträgliche Schmerzen haben.

Auf dem Papier hat die deutsche Schmerzforschung einen hohen Stellenwert. Aber ihre Ergebnisse kommen nicht bei den Menschen an. Jeder fünfte Deutsche leidet unter dauernder oder wiederkehrender Pein. Denn wenn Schmerzen nicht von Anfang an richtig behandelt werden, graben sie sich im Gehirn ein und werden chronisch. Das ist seit langem bekannt. Doch erst seit 2005 haben alle gesetzlich versicherten Patienten überhaupt Anspruch auf eine angemessene Schmerztherapie. Theoretisch. Aber so eine Behandlung lässt sich bisher nur an wenigen Orten realisieren. Ein großspuriger »Nationaler Schmerzstandard«, der Ärzten und Pflege bundesweit Leitlinie sein soll, ist ebenfalls »nicht mehr als ein nettes Papier«, so Gerhard Müller-Schwefe, ein führender Schmerztherapeut. Die meisten Menschen, die in Deutschland Schmerzen haben, müssen damit leben.

Begründet wird das meistens mit den strengen Drogengesetzen in diesem Land. Wer starke Schmerzmittel, so genannte Opiate, verschreibt, braucht dafür ein spezielles Rezept, das unter strengen Auflagen gehandhabt und für eine »Bundesopiumstelle« dokumentiert werden muss. Dieser Verwaltungsaufwand ist einer der Gründe, warum viele Ärzte und Apotheken die Rezepte und Substanzen nicht auf Vorrat halten. Wer am Wochenende Schmerzen hat, muss leiden.

Um das »Vagabundieren« von Betäubungsmitteln zu verhindern, verlangte das Gesetz außerdem bis vor kurzem, dass angebrochene Medikamentenpackungen vernichtet wurden, wenn ihr Inhaber verstarb. Schmerzmittel im Wert von rund zwei Millionen Euro wurden auf diese Weise jährlich zu Sondermüll. Die absurde Kontrollpolitik führte sogar zu Engpässen. Nachdem in einem Bochumer Hospiz Sterbenskranke deshalb unnötig leiden mussten, schuf das Land Nordrhein-Westfalen eine Son-

derregelung, nach der dort Opiate »vererbt« werden durften. Erst seit der Gesundheitsreform von 2007 gilt diese
Regelung nun auch bundesweit.

Hartnäckig hält sich auch das Vorurteil, dass Betäubungsmittel süchtig machen. Abgesehen davon, dass dies
für Kranke mit einer absehbar kurzen Lebenszeit kein
Risiko mehr darstellt, ist das falsch: Schon in den 80er Jahren gelang es, die Wirkungsweise dieser Medikamente so
zu verändern, dass die euphorisierende Wirkung nicht
mehr wie ein Kick das Gehirn überschwemmt, sondern
verzögert stattfindet. Bei richtiger Handhabung haben
Opiate also kein Suchtpotenzial mehr. »Bei richtiger
Anwendung«, betont Palliativmediziner Gian Domenico
Borasio, »können sie sogar Leben verlängern, weil die Be-
lastung des Organismus durch den Schmerz wegfällt.«

Diese Tatsache aber ist selbst den meisten Profis un-
bekannt. Mediziner nämlich können ihr Studium ab-
schließen, ohne in ihrer Ausbildung auch nur den Grund-
lagen der Schmerztherapie begegnet zu sein. Vier von fünf
deutschen Ärzten haben keine Ahnung, was zum Beispiel
eine Schmerzskala ist, mit der man international versucht,
das subjektive Phänomen messbar zu machen. Krebsregister erfassen Schmerzen nicht als Symptom. In Deutschland wird auch nur ein Viertel der Menge an Morphinen
verordnet, die nötig wäre, sagt die Deutsche Gesellschaft
zum Studium des Schmerzes. Ein Drittel aller Tumor-
schmerzpatienten bekämen nicht die Medikamente, die
sie bräuchten.

Aber die Schreie verhallen ungehört. Ein Skandal.
»Wenn Petra nicht wäre«, sagte János zu einer ungarischen Freundin, »würde ich aus dem Fenster springen.«

Am Marterpfahl

Liegt es vielleicht daran, dass man Schmerz nicht objektiv messen kann?

Vieles von dem, was sich nicht neutral überprüfen lässt, hat die Medizin aus ihrem Gesichtsfeld verloren. Die heilsame Wirkung von Hoffnung. Die negativen Folgen der Angst. Die Bedeutung von Körperkontakt und Zuwendung. Bei Schmerzen spielen Emotionen und das Gefühl des Ausgeliefertseins eine zentrale Rolle. Ein und dasselbe Symptom bereitet verschiedenen Menschen ganz unterschiedliche Qualen – eine Tatsache, die von außen nicht immer leicht nachvollziehbar ist.

Um Schmerz richtig einschätzen zu können, muss man ihn protokollieren – den fiktiven Wert auf einer Zahlenskala, der nicht mehr angibt als die eigene Verzweiflung. Patienten neigen deshalb dazu, die Zähne zusammenzubeißen und ihren Schmerz und damit auch ihre Person geringer zu schätzen – als schämten sie sich dafür, zur Last zu fallen. Die meisten Kliniken betreiben kein systematisches Schmerzmanagement, vieles bleibt Zufall oder Willkür überlassen. In den Pflegeheimen werden die Symptome der Not oft übersehen. Die bis auf die Minute durchdeklinierten Pflegepläne richten sich nach anderen Zwängen: »Dreimal täglich Medikamentengabe ist Standard«, sagt ein Palliativpfleger. »Eine Dosis Novalgin wirkt sechs Stunden, mal drei macht achtzehn. Der Tag hat aber 24 Stunden ...«

Dass Schmerzen eben »ertragen« werden müssten, gehört zum Standardrepertoire derjenigen, denen es an Wissen und Zeit fehlt. Zeit ist Geld, und vor allem das ist schuld daran, dass sich die Situation nicht bessert. »Wir hätten schon tolle Schmerzexperten im Haus«, sagt der oberste Anästhesist einer deutschen Uniklinik. »Aber so ein Konsil kostet Geld, und da denken sich die Onkologen, bevor wir das an eine andere Abteilung bezahlen, können wir das auch selbst machen. Dann dilettieren sie lieber.«

Auch Rentenversicherungen und Krankenkassen geizen, wenn es um systematische Schmerzbehandlung geht. Patienten mussten schon klagen, um an eine Spezialklinik zur Behandlung überwiesen zu werden. Niedergelassene Ärzte möchten oft gar nicht so genau wissen, wo der Schuh drückt, weil gerade die modernen, effizienten Medikamente teuer sind. Mit einigen Schmerzpatienten ist ihr Verschreibungsbudget schnell erschöpft, und sie müssen Regress fürchten. Starke Opiate sind von der »Deckelung« zwar ausgenommen, aber wiederum nicht diejenigen Medikamente, die gegen deren Nebenwirkungen helfen, zum Beispiel Übelkeit.

»Die Kassen machen Druck«, klagt Gabriel Schmidt, stellvertretender Vorsitzender der Kassenärztlichen Vereinigung Bayern. »Jetzt setzen wir endlich verstärkt opioidhaltige Schmerzpflaster ein, und schon sollen wir die nicht mehr verschreiben, weil sie zu teuer sind!« Je nachdem, wie viel ein Kassenarzt sich traut, steht er dann bei der Abrechnung als einer da, der »nur unempfindliche Indianer als Patienten hat oder aber nur Wehleidige«, heißt es im zynischen Doktorjargon.

Früher schickten einige der Niedergelassenen ihre Schmerzpatienten in die Ambulanzen der Kliniken, um den Kosten aus dem Weg zu gehen. Doch heute schieben dem die Krankenhäuser, wo sie können, einen Riegel vor. Auch ihre Fallpauschalen lassen keinen Platz mehr für komplizierte Schmerztherapien.

Auf der Palliativstation fuhren die Ärzte ihr ganzes Medikamentenarsenal auf, um János zu helfen. Aber auch auf der Onkologie hatte ich keinen Moment den Verdacht gehabt, dass seine Schmerzen vielleicht aus Kostengründen nicht ausreichend behandelt wurden.

Aber vielleicht war das eine naive Vorstellung.

Weiße Magie

Es ist erschreckend, wie viel Macht Ärzte haben. Allein durch diese Art und Weise, wie viele von ihnen unseren Körper am liebsten gar nicht erst berühren, obwohl er leidet. Uns routiniert abfertigen, schroff oder mit desinteressierter Freundlichkeit. Ungeduldig werden, wenn man ihre Aussagen in Frage stellt. Ein Urteil über uns sprechen, ohne sich uns jemals zugewandt zu haben, die Augen auf dem Leuchtschirm oder der EKG-Kurve. Man ist ihnen ausgeliefert und denkt sich unfein: Dieser Idiot! Und trotzdem haben sie die Macht, uns stottern zu lassen in unserer Hilflosigkeit. Uns todkrank zu fühlen. Oder, wenn sie sich uns nur für einen Moment zuwenden, schon fast wieder geheilt.

Als Hypochonder habe ich mich oft gefragt, was diese archaische Macht eigentlich ausmacht. Schamanismus beim Kassenarzt? János hatte meine Abhängigkeit vom Urteil der Ärzte immer voller Erstaunen belächelt, obwohl die These von der »Droge Arzt« vor 50 Jahren von einem Ungarn erfunden wurde, dem Psychoanalytiker Michael Balint. Später zeigte auch die Placebo-Forschung: Zuwendung oder Ablehnung sind Zaubermittel, die aus einem chemischen Nichts biologische Vorgänge erzeugen.

Jetzt lieferte die lebensbedrohende Krankheit auch János diesem unheimlichen Bann aus. Sensibel und verletzlich reagierte er auf jede Reaktion, jede Äußerung, fahndete in dieser unbekannten Klinikwelt, deren Sprache ihm noch dazu fremd war, nach Vertrautem wie Wärme und Humor, Höflichkeit und Zuwendung. Begegnungen auf Augenhöhe. Nur dass die meisten Ärzte jeden Blickkontakt vermieden.

Der Tag, als die Besetzung der Tagesklinik wechselte – ein ganz normaler Vorgang in einer Uniklinik –, war für uns eine mittlere Katastrophe. Statt der beiden ruhigen und zugewandten Assistenzärzte liefen nun zwei hektische junge Männer über die Flure, die sich über János' Symptome unterhielten, als ginge es um ein Fallbeispiel aus der Pathologie. Fachsimpelnd standen sie neben seinem Bett, fasziniert von der komplizierten Symptomatik.

Außerdem war der Stationsarzt aus dem Urlaub zurückgekehrt, ein eisiger blonder Typ, der nie lächelte. »Herr Doktor«, strahlte ihn ein älterer Mann an, der zur Kontrolle seiner Tumormarker gekommen war: »Meine Werte sind jetzt viel besser, seit ich beim Heilpraktiker war!« Der Arzt war ungerührt: »Freuen Sie sich nicht zu früh«, sagte er kompromisslos. »Der Krebs wird wohl wiederkommen.« János taufte ihn »Mengele«.

Die Ärzte, die anders waren, waren wie Oasen in der Wüste. Aber was machte den Unterschied eigentlich aus? Der gerade Blick des jungen Onkologen auf der Station, der meine Euphorie dämpfte, als János für kurze Zeit schmerzfrei war. »Genießen Sie die Zeit«, sagte er ruhig. Die Ehrlichkeit seiner Kollegin, die zu übermüdet war, um Optimismus zu verströmen, als die Symptome immer dramatischer wurden: »Lungenkrebs ist eine sehr schwere

Krankheit.« Und man spürte, dass sie ihre Machtlosigkeit manchmal verzweifeln ließ. Die palliativmedizinische Oberärztin mit der charismatischen Ausstrahlung, die János zum Weinen gebracht hatte. Und ihr junger Kollege, der ihm irgendwie das Gefühl gab, immer da zu sein, wenn er gebraucht wurde.

Als klar war, dass János nicht mehr lange leben würde, hatte dieser Arzt Tränen in den Augen gehabt. Und als János dann tot war, hatte er sich neben das Bett gesetzt und seine Hand genommen. »Es tut mir so leid«, sagte er leise und blickte in das ausdruckslose Gesicht, »dass ich Ihnen so gar nicht helfen konnte.«

Viel später fragte ich ihn, wie man das eigentlich aushält, so viel Empathie bei rund 500 Patienten, die er bereits in den Tod begleitet hat. »Wir müssen uns den Kranken zwar voll zuwenden, aber wenn wir dann gehen, muss dieses Gefühl in dem Zimmer bleiben«, antwortete er. »Ich kann diese Schicksale nicht mit in mein Leben nehmen.« Manchmal, gibt er zu, funktioniert das nicht. Dann rettet er sich in den Raum der Stille, einen Rückzugsort auf der Station, um einfach nichts mehr sagen und hören zu müssen. Oder um trauern zu können. Und manchmal trifft er dort auch Kollegen.

Ich erinnere mich an viele kleine Szenen mit diesem Arzt, die ihn und János auf magische Art verbanden, selbst dann, als er sich nur noch hilflos dem Sterben ausliefern konnte. Kleine Gesten der Zuwendung und der Achtsamkeit, die für uns die Welt bedeuteten. Ein kostbares Gefühl des Vertrauens, weil es zu den letzten Empfindungen gehörte, die János erlebte. Und mitnahm.

Als ich dem Arzt später diese Momente schildere, kann er sich an die meisten davon nicht mehr erinnern.

»Ganz ehrlich?«, fragt er. Kurzes Zögern. »Ich weiß, dass ich das Medikament Ketamin bei ihm eingesetzt habe, als die Schmerzmittel versagten. Und dass es ihm zumindest vorübergehend geholfen hat.«

Dann hat sich die Tür hinter János geschlossen.

Thomas, Anfang 20

»Es gab da einen Patienten, aus meinen Anfangsjahren. Ich erinnere mich heute noch an das Datum des Todestags. Verrückt, nicht? Er hieß Thomas.« Jana Jünger ist Oberärztin, und sie hat sich immer noch nicht an das Sterben gewöhnt. Das war einer der Gründe, warum sie nach ihrer Lehrzeit in der Onkologie fast das Handtuch geworfen hätte. Frustriert verließ sie das Krankenhaus, in dem sie gearbeitet hatte, und suchte in einer anderen Stadt nach einer neuen Stelle.

Zu ihren Patienten hatte Thomas gehört, ein junger Mann Anfang 20, »der seine Krankheit mit einer Stärke ertrug ...« – sie schüttelt heute noch ungläubig den Kopf. Leukämie. Die Lage war ernst, aber nicht aussichtslos. Dann verließ sie die Klinik und dachte nicht mehr an den Jungen. Bis sie einige Zeit später auf dem Parkplatz der Heidelberger Uniklinik seinen Vater traf. »Frau Jünger«, sagte der.

Thomas hatte einen Rückfall erlitten und sollte nun Stammzellen übertragen bekommen, die letzte Chance. Aber die Krankheit war, stellte sich heraus, zu weit fortgeschritten, eine Transplantation nicht mehr möglich. Der junge Mann musste den nahen Tod akzeptieren. Jana Jünger besuchte ihn jeden zweiten Tag in der Klinik, er lag ihr am Herzen, sie war kaum älter als er. »Er hatte beeindruckende Eltern, fünf Geschwister, eine feste Clique«, erinnert sie sich. »Bevor er starb, wollte er noch einmal einen Sonnenuntergang erleben, und seine Familie hat ihn in einem VW-Bus auf einen Berggipfel gefahren.« Thomas hatte ein friedliches Ende, begleitet und getragen von vielen Menschen, die ihn liebten, so gut, wie Sterben bei einem jungen Menschen eben sein kann. »Bloß«, Jana Jünger macht eine Pause, »dass sich drei Monate später seine Freundin das Leben genommen hat. Sie war erst 17.«

Angehörige rutschen zu oft durchs Raster, bedauert die Medizinerin. Sie leiden mit, oft fühlen sie sich irgendwie schuldig, weil sie nicht helfen können, und sie tun sich schwer, den Partner, die Tochter, Vater oder Schwester gehen zu lassen. Das macht das Sterben noch schwerer. »Wir müssen mehr für die Angehörigen tun!«, wiederholt sie.

Heute arbeitet Jana Jünger an der Psychosomatischen Klinik der Heidelberger Uniklinik und ist Expertin für Kommunikation in der Medizin. Beziehungen zwischen Menschen haben nicht nur seelische, sondern auch körperliche Folgen – von dem Vertrauen zwischen Arzt und Patienten hängen Leben ab oder zumindest Leiden. »Und es läuft so viel schief ...« Jeder dritte onkologische Patient erhält seine Diagnose auf zweifelhafte Art mitgeteilt – zwischen Tür und Angel, auf drastische Weise oder auch zufällig: »Oft macht man eine Bemerkung«, sagt ein Onkologe, »und merkt erst dann, dass der Patient noch gar nicht wusste, wie es um ihn steht. Alle glaubten, er hätte es schon verstanden. Aber keiner hat es ihm richtig gesagt.«

Früher hatte der Arzt noch Zeit, sich an das Bett zu setzen. Er legte seine Hand auf den Bauch des Kranken, während er ein Gespräch begann, und erspürte ihn, registrierte Muskeltonus, Darmaktivität und Temperatur. Heute verbringt er zwei Drittel seiner Arbeitszeit mit Verwaltungstätigkeit fernab der Patienten. Das Menschliche lernt er in Kommunikationskursen, zum Beispiel »Breaking Bad News«, Unangenehmes mitteilen: die Türe schließen, Piepser und Handy ausschalten, Stuhl ans Bett ziehen. Herausfinden, wie viel der Patient weiß und wie viel er überhaupt wissen will. Dazu Zeit gewinnen, auf Fragen mit Gegenfragen antworten: »Was glauben Sie denn, wie es um Sie steht?« Auf keinen Fall feste Zeitangaben machen oder Prozente nennen: »Wissen Sie, statistische Zahlen sagen nichts aus über Ihren eigenen Fall, nur über Gruppen.«

Mit Schauspielern, die »Patienten« darstellen, lernen Jana Jüngers Studenten, was die Beziehung zwischen den Helfern und den Kranken ausmacht, wie wichtig neben Worten auch Blicke sein können, unbewusste Gesten. »Aber die beste Kommunikationstechnik nützt nichts«, sagt sie, »wenn die persönliche Haltung dabei fehlt.« Allerdings gelte das auch umgekehrt dann, wenn Ärzte sich aufrieben für ihre Kranken und keine klaren Grenzen mehr ziehen könnten, weil ihnen dazu eben das Handwerkszeug fehle.

Als Berufsanfängerin hatte sie einen jungen Patienten mit Hodenkrebs regelrecht bestürmt, sich einer weiteren Chemotherapie zu unterziehen. Er wollte nicht, die Nebenwirkungen der ersten Behandlung waren so schrecklich gewesen. Und trotzdem war der Krebs zurückgekehrt. »Aber er hatte doch immer noch eine gute Chance – mindestens 50 Prozent!« Als drei Gespräche nichts nützten, rief sie ihn nach seiner Entlassung zu Hause an und lud ihn gemeinsam mit einer Kollegin zum Pizzaessen ein:

»Wir haben ihm alle Schritte der Behandlung erklärt und versprochen, alles mit ihm gemeinsam durchzustehen.« Der Patient vertraute ihnen und machte die Therapie. Er lebte noch fünf Jahre, reiste durch die Welt und schrieb von unterwegs Postkarten an Jana Jünger.

»Heute denke ich, das ging zu weit«, Jana Jünger lacht – doch dann wird sie gleich wieder leidenschaftlich. »Trotzdem ist es so wichtig, dass der Patient einen Arzt hat, der ihm sagt: Wir machen das jetzt zusammen!« »Shared decision making«, gemeinsam Beschlüsse fassen, ist ein wichtiges Prinzip der modernen Medizin. In der Praxis dient es jedoch häufig dazu, dem Kranken denjenigen Teil der Entscheidung zuzuschieben, den der Arzt sich nicht zutraut. Patientenautonomie ist ein schönes Wort. Aber die Not ist unteilbar.

Vieles davon, sagt Jünger, geschieht deshalb, weil von dem Arzt einerseits Empfindungen erwartet werden, aber genauso auch die Fähigkeit, die Kontrolle zu behalten. Irgendwann läuft er dabei Gefahr, das von sich abzuspalten, was ihn eigentlich motiviert hatte, seinen Beruf zu erlernen, weil er sonst nicht mehr trennen kann – zwischen der Sterblichkeit der anderen und sich selbst.

Nicht selten spüren die Kranken die Not der Ärzte und versuchen, sie zu schützen, indem sie Schmerzen unterdrücken oder gute Laune vortäuschen. Empathie – sich einzufühlen in den anderen, ist kein einseitiger Prozess. Manchmal übernimmt der Kranke die Verantwortung für diejenigen, die ihn halten sollten. »Das tragischste Beispiel, das ich kenne«, sagt Jana Jünger, »ist das eines zehnjährigen türkischen Mädchens. An einer Klinik, wo es keinen Dolmetscher gab, musste es seine eigenen Diagnosen für Vater und Mutter übersetzen. Es war Knochenkrebs.

Als die Krankheit fortschritt, stellte sich heraus, dass die Eltern völlig unvorbereitet waren: Das Kind hatte ihnen immer nur erzählt, dass es geheilt würde.«

Es war nachts auf der Krebsstation. Du lagst dort, weil sie Deine Schmerzen nicht in den Griff bekamen und Fieber die nächste Chemotherapie verzögerte. »Wir müssen jetzt gehen«, sagtest Du plötzlich entschieden. »Das Team wartet unten, wir haben Dreharbeiten!« Als Du mein Gesicht sahst, wurde Dir bewusst, dass Du phantasiert hattest. »Jetzt hab ich Blödsinn gesagt, oder?« Du hast traurig ausgesehen. Dann bist Du eingeschlafen.

Ich saß lange an Deinem Fußende und sah Dich an. Im vagen Licht der Großstadt, das von außen hereindrang, waren nur Deine Umrisse zu erkennen. Ich umfasste vorsichtig Dein rechtes Bein, das Du im Schlaf aufgestellt hattest. Nur einmal Dich wieder anfassen, ohne Dir damit Schmerzen zu bereiten. Ich kannte dieses Bein, jeden einzelnen Quadratzentimeter. Kannte das Gefühl, über die Härchen zu streicheln, die Täler zwischen den Muskeln, den Geruch Deiner Haut, den hervorstehenden Ballen, der so viele Schuhe ruiniert hatte, die schönen, langen Zehen. Ich küsste das Knie. Es war heiß.

Ich muss laut geschluchzt haben. »Was hast Du denn?«, fragtest Du zärtlich, und meine letzten Barrieren brachen zusammen: »Ich habe solche Angst, dass Du stirbst! Ich kann ohne Dich nicht leben! Ich kann nicht! Ich kann nicht!«

»Das sagt man immer, aber dann geht es doch irgendwie«, hast Du sanft geantwortet und die Augen wieder geschlossen. Du warst so müde.

Letzte Tage in Wien

Das Café Westend in Wien sieht aus wie eh und je, ein Kaffeehaus, an dem die Moden der Globalisierung und des »To Go« vorbeigegangen sind. Kleine Tische mit Marmorplatten auf gusseisernen Füßen füllen die Lücken zwischen leicht verstaubten Sitzecken, der Ober hat das Desinteresse am Gast zum Stil erhoben. Typisch Wien eben.

Typisch Wien ist auch Lainz, ein Stadtbezirk, dessen Name zum Synonym geworden ist: »Auf Lainz gehst' sterb'n«, sagt der Volksmund mit Hang zum Morbiden und meint das dort gelegene größte Pflegeheim Europas, eine hundertjährige Einrichtung mit 2500 Betten, Stadt in der Stadt. Marina Kojer hat darin eine Abteilung für Hochbetagte aufgebaut, die sich in der Altenpflege legendären Ruf erworben hat.

»Wir wollten ein Hospiz für Krebskranke eröffnen«, erzählt die zierliche Frau mit den intensiven, dunklen Augen, während sie in ihrem Mokka rührt. »Aber das hielten wir nur dann für legitim, wenn zugleich etwas für die Begleitung der hochbetagten Patienten getan würde. Am Anfang haben darüber alle nur verständnislos den Kopf geschüttelt ...«

Alter als unheilbare Krankheit? Das war eine ungewohnte Sichtweise. Doch Herz- oder Nierenschwäche, Demenz oder Durchblutungsstörungen sind als chronische Leiden so unheilbar wie Krebs. Viele Heimbewohner haben außerdem quälende Symptome – Schmerzen, Atemnot, offene Wunden, Stuhlprobleme oder Verwirrtheit. Heilbehandlungen wie zum Beispiel Operationen sind oft nicht mehr möglich, weil die Betroffenen dafür zu schwach sind. Und bei vielen medizinischen Eingriffen wie dem Legen einer Magensonde oder einer Behandlung mit Antibiotika stellt sich immer wieder die Frage, ob sie Leiden lindern oder eher verlängern. Die Betroffenen können sich oft nicht dazu äußern – weil sie nicht mehr sprechen können oder zu verwirrt sind.

»Es geht um Linderung der körperlichen und seelischen Symptome und um eine Begleitung bis zum Tod«, fasst Marina Kojer zusammen. »Hochbetagte Heimbewohner sind in vieler Hinsicht Palliativpatienten.«

Das größte Problem ist auch hier der Schmerz. 80 Prozent der Langzeitpatienten in Pflegeheimen leiden Studien zufolge unter chronischen Schmerzen. Die Hälfte davon wird nicht angemessen behandelt. Das liegt unter anderem daran, dass jeder dritte Patient über achtzig dement ist und nicht mehr sagen kann, was ihm fehlt. »Zuerst«, sagt Marina Kojer, »beißen alte Menschen bei Schmerzen die Zähne zusammen, weil sie die wachsende Zahl ihrer Leiden gerne ignorieren würden oder als gottgegeben ansehen und auch nicht zur Last fallen wollen. Dann resignieren sie oft, weil ihnen ohnehin niemand zuhört und hilft. Und je dementer sie werden, desto häufiger vergessen sie auch, dass sie bei bestimmten Gelegenheiten, etwa der Körperpflege, Schmerzen haben, und sie verlieren die Fähigkeit zu orten, wo es ihnen wehtut. Bis sie irgendwann gar keine Worte mehr dafür finden.« Wie kleine Kinder.

Weil das so ist, erhalten demente Patienten, wenn sie sich den Schenkelhals brechen, dreimal weniger Morphium als andere. Und alte Menschen über 80 bekommen generell ein Drittel weniger dieser starken Schmerzmittel verabreicht als Jüngere. Obwohl nachgewiesen ist, dass sie gerade diese Substanzen besser vertragen als viele andere.

Wenn Heimbewohner unruhig sind, weil ihnen etwas wehtut, wird das oft nur als Zeichen der Demenz interpretiert, und die Betroffenen erhalten in der Regel Neuroleptika – psychiatrische Medikamente, um die Symptome zu unterdrücken, anstatt ihre Ursache zu bekämpfen. Oder Schlafmittel für die Nacht: Danach fühlen sich die Betroffenen auch tagsüber unsicher und stürzen leichter. Das verursacht Brüche oder Infektionen oder Thrombosen – und bringt jede Menge Probleme mit sich und neue Qualen, die unzureiched behandelt werden.

Die Patienten von Marina Kojer dagegen lebten auf, als ihre Schmerzen gestillt und quälende Bedürfnisse gestillt wurden. Die anfangs mürrischen, unzugänglichen und manchmal auch aggressiven Frauen und Männer begannen wieder zu essen, zu lächeln, Kontakt aufzunehmen. Dement sein, hat die Ärztin erfahren, bedeutet vor allem, riesige Angst davor zu haben, sich als Person zu verlieren. Deshalb sei Achtung so wichtig. Und Gefühl. Der Mut zu Körperkontakt. Eine der Schwestern hat sich neben eine 96-Jährige ins Bett gelegt, um ihr Geborgenheit zu vermitteln und ihre Angst zu beruhigen.

Manche belächeln Kojer wegen ihrer Radikalität im Umgang mit alten Menschen. Ihr Samaritertum wurzelt in einer ganz anderen Weltsicht als der der Juristen, die darum streiten, ob Demente noch einen eigenen Willen haben dürfen. Ihr »verzerrtes und instabiles aktuelles Wert- und Wunschbild«, heißt es in einem Gutachten des Bundesgesundheitsministeriums, könne höchstens bei kleinen Wünschen berücksichtigt werden.

Wenn es um Tod oder Leben geht aber, soll das gelten, was die Betroffenen im früheren Leben vorausschauend für den Fall ihrer Demenz festgelegt haben. Wer also den Verzicht auf lebensverlängernde Eingriffe verfügt hat, soll zum Beispiel nicht künstlich ernährt werden, wenn er plötzlich nicht mehr essen mag. Es sei denn, er zeige doch noch deutliche Zeichen von Lebenswillen. Der aber hängt in entscheidendem Maße davon ab, wie der Betroffene gepflegt wird, in welcher Welt er lebt. Wie wird sie aussehen, wenn im Jahr 2050 jeder achte Mensch über 80 Jahre alt sein wird?

Und – haben wir das Recht, uns den Tod zu wünschen für jemanden, der wir noch nicht sind? Marina Kojer zögert. »Ich weiß es nicht. Wir alle haben große Chancen, über 80 zu werden, und ein großes Risiko, danach dement zu sein. Ich persönlich möchte in der heutigen Betreuungssituation nicht so leben, dass ich völlig die Kontrolle über mich verliere und nur noch von Verständnis, Güte und Kompetenz anderer Menschen abhängig bin.« Dann blickt sie mich unvermittelt an. »Ich beneide Sie so«, sagt sie, »dass Sie Ihren Mann auf einer Palliativstation begleiten durften.«

Vor einigen Jahren ist ihr Mann an den Folgen eines Verkehrsunfalls gestorben. Vier Stunden lang wartete sie mit ihm in einer Wiener Notfallambulanz, bis er endlich behandelt wurde. Die Kopfverletzungen waren schwer. Bei einem Besuch fand sie ihn Tage später, halbnackt in einem offenen Krankenhaushemd, auf dem Gang abgestellt. Man hatte den Hilflosen auf einen Toilettenstuhl gesetzt und ihn einfach hinausgeschoben.

»Er konnte nicht mehr reagieren, aber er hat alles um ihn herum mitbekommen«, sagt sie bitter. Und nach einer Pause: »Mein Mann war auch Arzt.«

Essen oder nicht essen

Er ist 82 und er könnte auch 92 werden. Seit Jahren liegt Fridolin im Bett, in einem Pflegeheim in der Nähe von Frankfurt, und terrorisiert Personal und Angehörige. Wenn er schlechte Laune hat, wirft er mit Tassen und Tellern. Er kneift den Pfleger, wenn er gebadet werden soll. Besuch wird angekeift oder mit verächtlichem Schweigen bestraft. Er ist nicht krank, nur alt.

Früher war Fridolin ein lebenslustiger Journalist, trotz einer verpfuschten Jugend als 17-Jähriger an der Ostfront und danach Jahren in russischer Kriegsgefangenschaft. Jetzt jammert er nur noch. Seit einigen Wochen verweigert er seine Mahlzeiten und isst nur noch, wenn seine Schwester ihn füttert. Seither kommt die 80-Jährige zweimal täglich ins Heim. Meistens hält er die weißhaarige Dame für seine Mutter.

Hätte Fridolin niemanden mehr, der sich um ihn kümmert, würde er vermutlich eine Magensonde bekommen. Er hat keine Patientenverfügung unterschrieben, in der er das abgelehnt hätte. Aber will er noch leben?

Ist Nahrungsverweigerung ein letzter Versuch der Selbstbestimmung? Christian Kolb, Altenpfleger aus Nürnberg, plädierte vor einigen Jahren dafür, alte Menschen sterben zu lassen, wenn sie nicht mehr essen wollen. Auf einer Webpage mit dem provokanten Namen »nahrungsverweigerung.de« hatte er das zur Diskussion gestellt und damit eine Lawine von Argumenten für und gegen seine These losgetreten. Er hatte, so schien es, damit einen wunden Punkt in der Altenpflege berührt.

Nach den vielen Skandalen um Pflegemissstände achtet die Heimaufsicht in vielen Orten streng darauf, dass die Bewohner nicht zu dünn werden. Wer unter einen Body Mass Index (BMI) von 19 rutscht, gilt als untergewichtig und wird mit einer Sonde künstlich ernährt – obwohl der BMI, der das Verhältnis von Körpermasse und Größe angibt, keine medizinische Bedeutung hat. Er ist nur eine Zahl, die Vergleiche erlaubt.

Die Palliativmedizin sieht den oft geäußerten Vorwurf, dass Alte und Sterbende in den Heimen »verhungern und verdursten«, kritisch. »Der Mensch weiß, wann er Hunger hat«, sagt Hans Steil, Krankenpfleger und Mitarbeiter des palliativgeriatrischen Dienstes des Münchner Christophorus Hospizes. »Und bei Dementen, zeigen internationale Studien, verändert eine Sonde weder die Lebenszeit noch die Lebensqualität. Im Gegenteil: Die Betroffenen verlernen das Essen ganz.«

Künstliche Ernährung hat mit der Lebensqualität von Essen nichts mehr zu tun, sie ist reine Energiezufuhr. Trotzdem werden 70 Prozent der 140 000 Magensonden, die jährlich in Deutschland neu gelegt werden, älteren Menschen verpasst. Ein Teil von ihnen hat Schluckstörungen, zum Beispiel wegen eines Tumors oder nach einem Schlaganfall. Doch jeder Zweite bekommt die Sonde, weil er unter einer psychischen Störung oder Demenz leidet und nicht mehr essen will.

»Was bedeutet eigentlich Nahrung ›verweigern‹?« fragten Thomas Hilbert und Winfried Becker vom Bremer Gesundheitsamt. 2003 nahmen sie die Altersheime der Stadt unter die Lupe und waren erstaunt, wie sehr der Nahrungsschlauch inzwischen zum Alltag gehörte. Jeder 13. der stationär Pflegebedürftigen dort trug die »Komplettlösung für Arzt und Patienten« (Herstellerwerbung) – über 60 Prozent länger als zwölf Monate, der große Rest sogar länger als zwei Jahre. Für diese »Dauerernährung«, so die Autoren der Studie, gab es jedoch weder Richtlinien, noch wurde sie regelmäßig überprüft, von einer klaren Indikation ganz zu schweigen. »Ist Verweigerung bereits gegeben, wenn jemand länger Zeit und Pflege für Essen und Trinken benötigt, als hierfür im Arbeitsplan vorgesehen ist?«, fragen sie kritisch.

Will Fridolin essen oder gefüttert werden? Will er Nahrung oder Energie oder Zuwendung? Will er leben oder sterben?

Als ich Studentin war, brachte sich mein damaliger Freund um. Seine Mutter wunderte sich, dass er, nach einem Abendessen mit Freunden, vorher noch das viele Geschirr abgewaschen hatte. Ich nicht. Leben und Tod liegen so dicht beieinander.

Abgestellt

»Einmal gelegt«, sagt Krankenpfleger Hans Steil, »wird die Sonde praktisch nie wieder in Frage gestellt.« Es sei denn, ein Angehöriger tut dies.

Auf einer Informationsveranstaltung erzählt er eine Geschichte aus seinem Alltag: Eine 74-jährige Frau hat in sieben Monaten acht Schlaganfälle erlitten. Sie reagiert nicht mehr auf Ansprache, ihr Zustand wird sich wohl nicht mehr verbessern. Die Tochter, von ihrer Mutter zur Bevollmächtigten bestimmt, hat sich an den Christophorus Hospiz Verein gewandt, weil sie die Magensonde entfernen lassen möchte. Die hatte man wegen einer Schluckstörung gelegt, als man noch auf Gesundung hoffte. Es gibt eine erst ein Jahr alte Patientenverfügung, die lebensverlängernde Maßnahmen über einen bestimmten Zeitraum hinaus ablehnt. Aber das Heim weigert sich.

»So einfach, wie viele sich das vorstellen, ist das nicht mit dem ›Abstellen‹«, sagt Steil. Es gibt rechtliche Unsicherheiten – der Bruder der Patientin zum Beispiel unterstellt seiner Nichte, sie wolle nur rasch an ihr Erbe kommen. Das Pflegepersonal, das ein Jahr lang daran gearbeitet hat, den Zustand der Patientin zu verbessern, tut sich psychologisch schwer, sie plötzlich aufzugeben. »Das ist nur zu verständlich«, weiß Steil aus eigener Erfahrung. »Aber es kann auch nicht sein, dass Patienten gegen ihren Willen am Leben erhalten werden, um die Pflegenden zu schonen!«

Zudem wird die Heimbewohnerin falsch gepflegt. Sie erhält über ihren Schlauch täglich eineinhalb Liter konzentrierte Nahrung in ihren Magen. Das ist ein Normwert und für ihre körperlich schwache Verfassung zu viel. Der dünne Brei läuft ihr deshalb, wenn sie auf der Seite liegt, aus dem Mund heraus. Dadurch besteht die Gefahr, dass sie Nahrungspartikel einatmet und dann eine Lungenentzündung entwickelt. Auch das Atmen ist für die Patientin mühsam. Die Lunge lagert Wasser ein – der zusätzlich zur Nahrung verabreichte Liter Flüssigkeit ist zu viel für Herz und Nieren. »Gut gemeint, aber falsch«, sagt Steil.

Er und seine Kollegen besuchen im ambulanten Dienst Münchner Heime und beraten Pflegende und Angehörige, wenn es um das Lebensende geht. Durst zum Beispiel entsteht nicht, wie viele glauben, aus Wassermangel im Körper, sondern ist die Folge trockener Mundschleimhäute. Die klassische Mundhygiene in der Altenpflege aber fördert den Durst geradezu – denn sie wird mit Kamillentee gemacht, da der Zahnerhalt im Vordergrund steht und die Kräuter antibakteriell wirken sollen. Dabei trocknen sie aber die Schleimhäute aus.

Auch die Dekubitusprophylaxe muss überdacht werden: Um Druckwunden zu verhindern, werden Liegende auf den Pflegestationen alle zwei Stunden neu gelagert. In den letzten Lebenstagen allerdings kann diese Basispflege zu einer schmerzensreichen und unnötigen Prozedur für die Betroffenen werden.

Erst wenn alle Beteiligten verstanden haben, was in dem Körper der Patientin vorgeht, werden künstliche Ernährung und Flüssigkeitszufuhr eingestellt. Jeder Schritt wird genauestens protokolliert. Innerhalb weniger Tage fällt die Kranke dann wegen des zunehmenden Nierenversagens in eine tiefe Bewusstlosigkeit. Medikamente wirken gegen Krampfanfälle, Darmverschluss, Unruhe. Dann ist sie tot.

Du hattest keinen Appetit. Das war beunruhigend, denn Essen war ein wichtiger Teil unseres Alltags gewesen. Früher hatten unsere Wochenenden mit einem Stapel Kochbücher im Bett begonnen und der Frage, welches Experiment den heutigen Tag krönen würde. Freunde kamen und ließen sich von Deiner Kochkunst verwöhnen. Borstenvieh und Schweinespeck. Ungesund, aber himmlisch!

Anfangs retteten wir uns vor den Schrecken der Tagesklinik in die Höhle des Augustiner-Bierkellers. Schweres dunkles Bier und der verführerische Duft nach knuspriger Schwarte besänftigten unsere Ängste und stillten unsere Sehnsucht nach Normalität. Dann kam die Zeit, als Du gesucht hast nach der Wohltat der Erinnerung. Bei einer Freundin, die nicht weit vom Krankenhaus wohnte, kochte ich Dir Rinderbrühe aus Biofleisch und schleppte sie in die Onkologie. Du aßest dankbar, aber ohne Begeisterung. Dabei waren Suppen immer Balsam für Deine Seele gewesen, Teil Deiner Kultur, Deiner Heimat, Deines Alltags. Ob Du Magen- oder Heimweh hattest, Du hast Dir immer zuerst eine Suppe gekocht. Aber jetzt funktionierte sie nicht mehr.

Auf der Palliativstation redeten Józsi und Feri auf Dich ein, mehr zu essen. Deine Budapester Freunde fütterten Dich, Nudel für Nudel. Wir hörten nicht auf die Ärzte, die sagten, Nahrung könne den Körper auch belasten. Ich dachte nicht daran, dass ich auch den Tumor nährte, holte Dir knusprige Brotzeiten, die Du früher so geliebt hattest und jetzt nur noch mir zuliebe hinunterwürgtest, Bissen für Bissen. Bis sie wieder hochkamen. Dann rief ich eine Freundin in Ungarn an, auf dem Land, wo wir unsere wunderbaren Feste gefeiert hatten. Kannst Du nicht kommen und für János kochen? Er braucht Heimat um sich! Es war ein Reflex, der verzweifelte Versuch, an etwas festzuhalten, was Teil Deiner Identität war. Dich festzuhalten.

Erst hoffte ich, Du würdest zu den wenigen Menschen gehören, die den Lungenkrebs überwinden oder zumindest noch Jahre damit leben könnten. Dann bat ich, den Ärzten möge es wenigstens gelingen, Deine endlosen Schmerzen zu besiegen. Bald wäre ich schon glücklich gewesen, wenn Du Dich einfach im Bett hättest aufsetzen können und noch einmal ungarisches Backhendl essen. Dann flehte ich stumm, Du solltest meine Hand spüren, die Deine hielt, und vielleicht ihren sanften Druck erwidern.

Und dann dachte ich nur noch, hoffentlich kannst Du ohne Angst ... sterben.

Eskalation

Am liebsten hätte János die Palliativstation nicht verlassen, weil alle so liebevoll mit ihm umgingen. Aber die nächste Chemo war geplant, und die durfte nur auf der Krebsstation stattfinden. Er werde deshalb dorthin verlegt, hieß es nach drei Tagen. Wir verstanden das nicht so recht, aber wer begriff schon die Logik von Krankenhäusern? Ein neuer Tag. Eine neue Chance.

Der veränderte Giftcocktail und die morgendliche Übelkeit machten János weniger zu schaffen als die Schmerzen, die bald mit neuer Wucht wiederkehrten. Die erste Metastase, inzwischen eine hässliche gelbe Beule, schickte schneidende Blitze über seinen Kopf. Der Rücken schmerzte, die Muskeln krampften vom Liegen, der Blutdruck entgleiste. Nachts waren die Schmerzen kaum auszuhalten. János versuchte immer wieder, sie zu ertragen – es war ihm peinlich, die diensthabende Ärztin aus dem Schlaf zu klingeln. Aber er schaffte es nicht, und die Nachtschwestern wussten nicht mehr, wie sie ihm noch helfen konnten. Weil es ihm so schlecht ging, bekamen wir ein Einzelzimmer und ich darin ein Bett. Ich lernte, dann zu schlafen, wenn es gerade ging.

Täglich kam der Konsildienst der Palliativstation, um die Dosis an Medikamenten zu erhöhen oder die Mischung zu verändern, manchmal auch zweimal. Längst reichten Tabletten nicht aus, die Betäubungsmittel wurden über eine Infusionspumpe direkt in die Blutbahn geschickt. Hinzu kamen Magenschutzmittel, Abführmittel, Antibrechmittel, Schlafmittel. Als das alles nicht reichte, gab es Tavor – das Wundermedikament unter den Beruhigungsmitteln. Eine Tablette, einfach nur unter die Zunge geschoben, und schon sollten Angst und Unruhe verschwinden. »Danach haben Sie zwar auch noch Schmerzen, aber Sie lachen dann drüber«, feixte die Schwester betont fröhlich, aber ihr Blick war besorgt. Es war schwer, dem Leiden zusehen zu müssen.

János lachte nicht, seine Not war stärker als das Tavor. Mit steinernem Gesicht zog er sich tief in sein Inneres zurück, konnte kaum reden, wollte niemanden mehr sehen und bat mich, alle Besuche abzusagen. Ich ignorierte seinen Wunsch, war einfach nicht bereit, ihn in die Depression fallen zu lassen. Täglich kamen Freunde, wenigstens für ein paar Minuten. Der Versuch, ihnen gegenüber Haltung zu bewahren, Worte zu wechseln, sich mit dem Leben draußen zu konfrontieren, kostete ihn Anstrengung. Aber ich sah auch in seinem Gesicht, dass er die Zuneigung und die Solidarität spürte und dankbar war dafür. Das Eis in ihm begann zu schmelzen.

Dann weigerte er sich, weiterhin Psychopharmaka zu schlucken. Es ging ihm sofort besser.

Abschalten oder anschalten?

Immer seltener führen Krankheiten, selbst wenn sie lebensbedrohlich und unheilbar sind, direkt zum Tod. Krebs zum Beispiel, an dem rund ein Viertel der Bevölkerung stirbt, hat sich zu einem chronischen Leiden gewandelt. Aber auch nach Herz-Kreislauf-Zusammenbrüchen, Schlaganfällen und den Anfängen einer Demenz lässt sich das Ende noch über Monate und Jahre hinauszögern. Etwa 80 Prozent der Bevölkerung, sagen Gesundheitswissenschaftler, sterben nicht plötzlich, sondern auf Raten.

An vielen Punkten dieses Weges gibt es Gabelungen, an denen Entscheidungen getroffen werden müssen: Operieren oder nicht? Eine weitere Chemotherapie? Antibiotika? Kreislaufunterstützende Mittel? Organspende? Magensonde? Beatmen? »Sterben wird letztlich immer erst durch Behandlungsverzicht ermöglicht«, sagt Palliativmediziner Christof Müller-Busch. Und: »Die Grenzlinie zwischen Leben und Tod ist nicht mit Sicherheit bekannt.«

Die meisten Menschen sterben in der Klinik – und nicht wenige davon auf einer Intensivstation. Sie und ihre Ärzte wollen alle Behandlungsmöglichkeiten ausschöpfen: Mediziner denken dabei eher in Kategorien wie Funktionen, Laborparametern und Überlebensraten. Patienten hoffen auf ihre »letzte Chance«. Das Urteil »infaust«, unheilbar, dem Ende zugehend, fällt beiden Seiten schwer, angesichts der vielen Möglichkeiten, eventuell doch noch eine Umkehr zu finden oder zumindest den Verlauf weiter zu verzögern. Bis schließlich die Folgen medizinischen Handelns drastischer sind als die Krankheit selbst und zu einer letzten, schweren Krise führen. Die Palliativmedizin will dieses Leiden verringern, und sie stellt früher als andere Disziplinen die Frage nach dem Therapieziel: Verlängern die medizinischen Eingriffe das Leben oder das Sterben? Welche Nebenwirkungen will der Patient in Kauf nehmen? Welchen Preis zahlt er für die gewonnene Zeit?

Solche Überlegungen sollten bereits frühzeitig beginnen, wenn der Ausgang einer Krankheit noch längst nicht entschieden ist. Doch Zweifel am Erfolg einer Therapie ist für viele Ärzte »kontraindiziert« – sie beginnen erst dann, an die Linderung von Symptomen zu denken, wenn sie all ihre Waffen verschossen haben und die Patienten bereits unter massiven Auswirkungen der Therapien leiden. Kurieren wollen bis zum Schluss – darauf werden Ärzte gedrillt. Doch zu überleben ist kein Wert an sich, es kann sogar sehr unangenehm sein. Außerdem leitet, wer ohne Ende heilen will, das Sterben manchmal rascher ein, als wenn er gar nichts täte.

Lebenretten und Sterbenlassen sind wie Yin und Yang – ineinander verschlungene Gegensätze. Dieses Dilemma existiert bereits vom ersten Tag an: Neonatologen, Spezialisten für Frühgeburten, bringen kleine Wesen zur Welt, die ohne die Hilfe ausgefeilter Hightech-Apparate nicht überleben könnten. Nach der Geburt schalten die Ärzte dann vielleicht trotzdem die Geräte ab, weil das Kind so schwer behindert scheint, dass es trotz weiterer Eingriffe vermutlich nicht überleben wird. Doch die Prognosen sind widersprüchlich. Haben die Mediziner ein Recht dazu aufzugeben? Und was passiert, wenn das Neugeborene dann in eine quälende Agonie fällt? Muss man es dann nicht erneut behandeln, allein, um das Leiden zu lindern?

Wo soll man anfangen aufzuhören? Diese Frage stellt sich auch am Lebensende, wenn Patienten sich nicht mehr äußern können. »Die meisten Menschen stellen sich das Ende so vor, dass sie irgendwann einen Sekundentod sterben, aber das ist leider die Ausnahme«, sagt Palliativmediziner Borasio. Stattdessen erleiden sie zum Beispiel eine chronische Herzschwäche, die sich zwar nur langsam verschlechtert, aber zwischendurch zu dramatischen, lebensbedrohenden Krisen führt. Oder sie werden dement, haben Angstzustände und verweigern das Essen. Dann beginnt der Streit darüber, ob diese Menschen reanimiert werden oder eine Magensonde erhalten sollen.

An immer mehr Punkten des Lebens stellt sich die Frage: Abschalten oder anschalten?

Nach der Beerdigung Deiner Mutter, zwei Jahre vor Deinem Tod, hattest Du plötzlich von unserer eigenen gesprochen. »Wir müssen uns überlegen, wo wir bestattet werden wollen«, sagtest Du unerwartet, und ich war entsetzt: »Das ist mir egal!« Ich lachte unsicher und wechselte das Thema. Aber es blieb ein Schatten.

Als Du dann gestorben warst, war ich völlig ratlos. Deine Familie – Geschwister, Kinder und Exfrauen – hatte keine Meinung, wo ich Dich beerdigen sollte. Nur Dein Schwager opferte sich und fuhr mit mir an einem grauen Wintertag von einem Budapester Friedhof zum anderen. Farkasréti, in den grünen Hügeln von Buda, war völlig überfüllt. Urnenplätze gab es nur noch in vorgefertigten betonierten Gestellen, schiefen Plattenbauten für die letzte Ruhe. Unter den Namenstafeln hingen verstaubte Plastikblumen an verrosteten Haken.

Der nächste Friedhof in Obuda, nicht weit von den römischen Ausgrabungen, hatte Urnengräber in Reih und Glied, graue Steinplatten mit einer fest montierten elektrischen Kerze, immer oben links. Die Eintönigkeit war deprimierend. Róbert kannte noch einen Urnenfriedhof unter einer Kapelle im Süden der Stadt. Holpriges Pflaster führte zu einer scheußlichen modernen Kirche. Das Tiefgeschoss in weißem Marmor sah aus wie der Showroom einer Sanitärgroßhandlung. Meine Stimmung schwankte zwischen Verzweiflung und schwarzem Humor. Ich wusste, Du hättest Dich amüsiert.

Schließlich blieb nur noch ein Friedhof, Kerepesi, die letzte Chance. An den hatte Robert zuallerletzt gedacht, denn dieser älteste Friedhof auf der Pester Seite, reinstes Biedermeier, war lange Zeit für die Bevölkerung gesperrt gewesen. Nur sozialistische Helden durften nach dem Krieg hier beerdigt werden. Und da sich deren Zahl in Grenzen gehalten hatte, öffnete sich nun hinter den Mauern ein riesiger Park mit Platanenalleen zwischen weiten Wiesen und nur wenigen Gräbern. Verwunschene Krypten und verwitterte Statuen – Nationaldichter mit ihrem Lieblingsjagdhund oder Charon, der Fährmann, auf dem Weg zum anderen Ufer. Von der einen Seite wehte der Wind die Lautsprecheransagen des Keleti Pályaudvár heran, des Ostbahnhofs, an dessen Gleisen Du so oft auf mich gewartet hattest. Von der anderen Seite rasselte das dumpfe Klopfen der Traber vorbei – die Pferderennbahn, auf der Dein Vater das Haushaltsgeld der Familie verspielt hatte. Und ich wusste plötzlich, ich bin zu Hause.

Im bayerischen Voralpenland fand ich dann ein einfaches bäuerliches Grabkreuz aus Eisen, bestimmt schon 200 Jahre alt. Ein Mann, der in einer Friedhofsverwaltung arbeitete, hatte es vor dem Schrottplatz gerettet. Er sammelte historische Kreuze. Das großartigste, mir wäre es zu barock gewesen, hatte er für das Grab seiner Mutter restauriert, eigenhändig bemalt und dann eingegraben. Davor legten er und seine Frau ein buntes Beet an, mit vielen Kräutern, weil die Mutter ihren Bauerngarten so geliebt hatte. Doch eines Tages fanden sie statt Kreuz und blühenden Gräsern eine schmucklose Steinplatte vor. »Da musst Du jetzt nur noch die Blätter fegen«, hatte der Vater knapp erklärt und ihm das Kreuz zurück ins Auto gelegt.

»Stellen Sie sich vor«, klagte der wildfremde Mann, mit dem ich jetzt schon seit zwei Stunden beim Tee über Himmel und Hölle sprach: »Argentinischer Marmor! Für meine Mama!!«

Ausgeträumt

Am Ende der Therapieversuche, wenn die Krankheit siegt, quälen die Patienten mitunter massive Symptome: Schmerzen, Juckreiz, Luftnot, eiternde, übel riechende Wunden, Schluck- und Sprechstörungen, Krämpfe, Ödeme, Übelkeit und Angst. Wenn sie Glück haben, landen sie dann auf einer Palliativstation. Dort arbeiten Atem- und Kunsttherapeuten, Seelsorger, Sozialpädagogen, Psychologen, Physiotherapeuten, Masseure – und nicht zuletzt Ärzte und Pflegende, die auf einer Palliativstation doppelt so viel Zeit für ihre Patienten haben wie auf einer normalen Abteilung. Und oft eine Haltung, die dem Menschen mehr zugewandt ist als sonst in der Medizin. Den Tagen mehr Leben geben, nicht dem Leben mehr Tage – dazu hatte die Mentorin des Palliativgedankens, die Engländerin Cecily Saunders, aufgefordert.

Jeder Zweite dieser Schwerkranken verlässt die Klinik nicht mehr lebend. Doch das eigentliche Ziel der Behandlung ist, die Patienten so weit zu stabilisieren, dass sie nach Hause entlassen werden und wenn möglich dort sterben können. Das setzt einiges voraus: Die klassischen Pflegedienste haben keine Ahnung von den Vorgängen am Lebensende, also muss eine fachliche Betreuung durch ein spezialisiertes Palliative-Care-Team organisiert werden. Das unterstützt auch den Hausarzt, der zumindest die notwendigen Medikamente verschreiben muss. Ehrenamtliche Hospizhelfer können Sitzwachen übernehmen oder die Angehörigen auf andere Weise entlasten. Und all diese Personen müssen rund um die Uhr zur Verfügung stehen. Nur dann kann vermieden werden, dass ein Schwerkranker nicht doch im letzten Moment wieder in eine Klinik eingeliefert werden muss – was ihm das Sterben nicht leichter macht, höchstens den anderen.

Denn vor allem braucht es Angehörige – Familie, Freunde, Partner – die sich nicht nur die Zeit für die Pflege nehmen können, sondern die auch den Mut haben, dem Sterben zuzusehen.

Wer allein ist oder alleingelassen wird, kann Hilfe in einem stationären Hospiz suchen. Voraussetzung für die Aufnahme ist ein ärztliches Attest, das bestätigt, dass die Krankheit nicht mehr behandelt werden kann und in absehbarer Zeit zum Tode führen wird. Die Kosten tragen Pflegekasse, Krankenversicherung und zu einem kleinen Teil die »Gäste« selbst. Zehn Prozent des Aufwandes müssen Hospize laut Gesetz über Spenden finanzieren. Das Sterben soll nicht zu einem Geschäft werden – auch wenn immer wieder kritisiert wird, dass Patienten ausgerechnet in dieser letzten, schweren Phase ihres Lebens auf Almosen angewiesen sind.

Der Schwerpunkt der Hospizpflege liegt auf der menschlichen und spirituellen Begleitung: Medizin wird in vielen Häusern nicht so gerne gesehen. 80 000 ehrenamtliche Helfer sind in ganz Deutschland in Vereinen und losen Initiativen organisiert. Diese von der karitativen Pflege und Laien getragene Bewegung fügt sich nicht in die Befehlsketten des klinischen Denkens. Obwohl derselben Sache verschrieben, sprechen deshalb Ärzte und Hospizhelfer hinter vorgehaltener Hand selten nett übereinander. Die Palliativmediziner kritisieren, dass Schmerzbehandlung und Symptomkontrolle im Hospiz zu wünschen übrig lassen. In Krankenhäusern, kontern dagegen die Laien, werde an den Sterbenden noch viel zu viel herumgedoktert.

Nicht mehr zu heilen versuchen – das ist die minimale Schnittmenge, auf die sich Palliativmedizin und Hospizbewegung einigen können. Wie viel Behandlung jedoch notwendig ist, um die zum Teil qualvollen Symptome des Sterbens zu lindern, bleibt umstritten. Dabei waren für Cecily Saunders, die englische Begründerin der Hospizidee wie auch der Palliativmedizin, Pflege und Behandlung kein Gegensatz. Ihr ging es nur darum, das Sterben aus der Regelversorgung der Krankenhäuser zu holen, weil das Lebensende dort nicht genügend Raum erhielt.

Die ambulante Versorgung Schwerstkranker und Sterbender – »Palliative Care« – führt die beiden Pole wieder zusammen: In den multiprofessionellen Teams, die in den kommenden Jahren in ganz Deutschland aufgebaut werden sollen, arbeiten Ärzte neben besonders qualifizierten Pflegenden und ehrenamtlichen Laienhelfern.

Sarah, zweieinhalb

Sarah war noch ganz klein, als sie an Nierenkrebs erkrankte. Ihren Eltern, die mit ihren zwei Töchtern in einer bayerischen Kleinstadt lebten, fiel auf, dass sich die Zweieinhalbjährige irgendwie schief hielt. In der Kreisklinik in Landshut fanden die Ärzte zunächst keine Ursache dafür. Die Eltern ließen sich jedoch nicht beruhigen, bis eine Computertomografie einen Tumor zeigte. Von der Niere ausgehend hatte er bereits einen langen Zapfen über die obere Hohlvene bis fast zum Herzen vorgeschoben.

»Trotz der notwendigen schweren Operation waren ihre Chancen gut«, sagt Monika Führer, Kinder-Onkologin am Haunerschen Kinderspital in München. »Aber sie hat unendlich unter den Nebenwirkungen der Therapie gelitten. Mehrfach wäre sie fast daran gestorben. Bis wir gemeinsam mit den Eltern beschlossen haben, keinen weiteren Versuch mehr zu unternehmen.«

Auf dem Esstisch der Familie steht ein Foto und daneben ein kleiner Spielzeug-Delfin, das Lieblingstier von Sarah. Das hübsche blonde Mädchen lacht in die Kamera. Damals trug es schon den Krebs in seinem Körper. Viereinhalb Jahre dauerte der Kampf, dann wurde er verloren. Die Eltern weinen immer wieder, während sie davon erzählen. »Aber wir sind dankbar dafür, dass wir so gut betreut wurden«, sagt die Mutter und greift nach einem neuen Taschentuch. »Vielleicht können wir anderen Betroffenen Mut machen.«

Sarah vertrug die Chemotherapie nach der Operation nicht, litt unter lebensgefährlichen Komplikationen wie schwerem Durchfall, Fieber und Blutungen. Als sie endlich über den Berg war, war schon die erste Nachuntersuchung nach drei Monaten ein Schock: Sie zeigte eine Tochtergeschwulst, diesmal in der Lunge. Jetzt empfahl ein Gutachten eine Lungentransplantation. Doch angesichts der schwierigen Vorgeschichte entschieden sich die Onkologen dafür, das befallene Gewebe lieber herauszuschneiden und die Lunge anschließend zu bestrahlen.

Die Hoffnung auf einen besseren Verlauf erfüllte sich dennoch nicht. »Es war furchtbar«, sagt der Vater mit versteinertem Gesicht. »Sarah bekam schwere Gallenkoliken und eine Blutvergiftung – sie hat ausgesehen wie der Tod, war nur noch Haut und Knochen.« Das dauerte Wochen – bis sich Sarahs Lebenswille noch einmal gegen Krankheit und Therapie durchsetzte: Sie wollte doch so gerne

Radfahren lernen und in die Schule gehen wie ihre größere Schwester.

»Das hat sie noch geschafft«, sagt die Mutter leise. »Eineinhalb Jahre war Ruhe und wir haben gehofft, dass jetzt alles gut ist.« Aber dann erbrachte die nächste Kontrolle neue Metastasen. Bei einem Krisengespräch im Haunerschen Kinderspital musste Monika Führer den Eltern klarmachen, dass ihre Tochter zwar mit einer Stammzellentransplantation noch eine winzige Chance hätte. Aber vermutlich erneut sehr unter dieser besonders belastenden Therapie leiden würde. »Die Entscheidung liegt bei Ihnen«, sagte sie und entließ die Eltern in ein Wochenende ohne Schlaf.

Kämpfen bis zur letzten Sekunde – auch gegen den Wunsch des Kindes? Mit ihren sechseinhalb Jahren wehrte sich Sarah verzweifelt gegen einen erneuten Krankenhausaufenthalt: »Sie hat die Hände abwehrend ausgestreckt und immer nur gesagt: ›Nicht mehr in die Klinik!‹« Schweren Herzens entschieden sich ihre Eltern gegen eine weitere Behandlung. »Wir konnten einfach nicht mehr zusehen, wie sie leidet«, sagt der Vater. Mit Hilfe der Münchner Initiative »Hospiz ohne Mauern«, einem ambulanten palliativmedizinischen Dienst für Kinder, wurde zu Hause ihr Sterben vorbereitet.

»Sarah hat viel im Wohnzimmer auf dem Sofa gelegen und geschlafen«, erinnert sich die Mutter. »Und noch ganz viel mit ihrer Schwester gespielt.« Doch dann wollte sie plötzlich nicht mehr essen. Regelmäßig kamen der Pflegedienst und der örtliche Kinderarzt. Tag und Nacht standen auch die Palliativmediziner der Uni München telefonisch zur Verfügung. Doch den schwersten Teil konnte der Mutter niemand abnehmen: die langen Nächte, in denen Sarah immer häufiger umgebettet werden musste, weil sie die Schmerzen nicht mehr ertrug. In denen sie ihre Nähe suchte.

Bis sie eines Nachts plötzlich tot in ihren Armen lag.

Es war mir peinlich. Der kleine Bär, den Du mir zu Weihnachten gekauft hattest, kam mir kitschig vor, und ich sollte mich doch freuen. Die aus dem Schaufenster gegenüber waren viel schöner, dachte ich fast verächtlich und schämte mich sofort. Was passierte bloß mit mir? Es war wie ein Reflex, um die Nerven nicht zu verlieren. Ein schönerer Bär hätte mein Herz aufgerissen.

Wir mussten Weihnachten in der Klinik verbringen, weil es immer noch nicht gelungen war, die Schmerzmittel so einzustellen, dass Du sie auch als Tropfen und damit zu Hause hättest nehmen können. Du schicktest mich in die umliegenden Supermärkte, kleine Geschenke kaufen für die Ärzte und Schwestern. Von einem Ramschtisch raffte ich kurz vor Geschäftsschluss ein scheußliches Tannenzweig-Gesteck mit einer Kerze. Daneben saß jetzt der kleine Bär, ein eingewickeltes Praliné zwischen seinen Füßen. Ich hasste Pralinen. Das hättest Du doch wissen können.

Dabei hattest Du eine Weltreise unternommen, um mir dieses Geschenk zu machen. Hattest trotz Deiner Schmerzen den Bademantel angezogen und Dich auf den langen Weg ins Erdgeschoss gemacht, die Nadeln im Arm und die Infusionspumpe auf ihrem Gestell neben Dir herziehend. Der Akku war defekt, und den Schwestern war es noch nicht gelungen, ein anderes Gerät zu organisieren. Von der Steckdose abgenabelt sandte die Pumpe einen nervtötenden Alarmton aus, weil der Fluss der Medikamente abriss. Obwohl

Deine Schmerzen mit Wucht wiederzukehren drohten, bist Du in den Lift gestiegen und zur Ladenpassage im Erdgeschoss der Klinik gefahren. Vermutlich haben sich die Menschen auf den Gängen nach Dir umgedreht, und sicher hattest Du einen roten Kopf, als Du mit dem lärmenden Apparat auch noch den Papierwarenladen betreten musstest. Aber Du hast Deine Scheu überwunden, weil Du mir ein Geschenk machen wolltest. Das hattest Du fast täglich getan, bevor der Wahnsinn begann.

Heute ist der kleine Bär das Wertvollste, was in meinem Besitz ist.

Die Kalte Sophie

Der alte Herr ist 94 und immer noch ein schöner Mann. Groß und schlank, charmant und witzig sitzt er in einem dunkel karierten Morgenmantel in einem hohen Lehnstuhl. Im Laufe seines Lebens hat er sicher so manches Frauenherz gebrochen. Aber jetzt bereitet er sich auf den nahen Tod vor.

»Ah, da kommt ja die Kalte Sophie!« scherzt er, als Schwester Eva in sein kleines Heimzimmer tritt. Das letzte Mal hat sie kalte Hände gehabt, als sie die Nadel einer Schmerzmittelpumpe unter die Haut schob, und sich dafür entschuldigt. Er revanchierte sich mit einem Lachen und dem Spitznamen der »Eisheiligen«, die in Bayern dafür bekannt ist, dass an ihrem Namenstag Mitte Mai noch ein letztes Mal der Frost in die Gärten schleicht. Bald ist es wieder so weit.

Doch ob Herr D. die kalendarische Sophie noch mal erleben wird, ist nicht sicher. Seit einigen Tagen schütteln ihn plötzliche Krampfanfälle, schwer und verstörend wie eine Epilepsie. Jeder einzelne davon könnte ihn das Leben kosten, wenn er sich verschluckt oder stürzt. An diesem Gewitter im Gehirn ist vermutlich eine Serie kleinerer Schlaganfälle schuld. Doch Herr D. möchte nicht mehr in eine Klinik. Wozu? An seinem Alter, sagt er, können die Ärzte ohnehin nichts mehr ändern.

Aber ganz so leicht, wie er sich das Sterben wünscht, ist es nicht. An einem Samstag bekommt er unerträgliche Kopfschmerzen, kein Mittel hilft, doch der Hausarzt kommt nicht. »Geben Sie ihm Novalgin«, sagt er einer Altenpflegerin am Telefon. »Deshalb muss ich nicht vorbeischauen.« Der neurologische Facharzt ist am Wochenende ohnehin nicht erreichbar. Und als plötzlich massive Zuckungen den Körper des alten Mannes zum Schlagen bringen, bleibt dem Heim eigentlich nichts anderes übrig, als den Notarzt zu rufen. Dann würde Herr D. doch im Krankenhaus landen.

Viele Menschen müssen nur deshalb in einer Klinik sterben, weil es ihnen gerade dann schlecht geht, wenn draußen niemand Dienst hat – am Wochenende oder in der Nacht.

Herr D. hat Glück. Seine Enkelin ist Mitglied im St. Anna-Hospizverein im benachbarten Mühldorf am Inn. Deshalb kennt sie den ambulanten Palliative-Care-Dienst, der dort von Hospiz und Kreiskrankenhaus aufgebaut wurde. Palliative Care, das bedeutet Pflege und medizinische Betreuung von Schwerstkranken rund um die Uhr. Auch ambulant. Schwester Eva kommt sofort. Sie bringt Medikamente mit, die nicht nur die Schmerzen stillen, sondern auch krampflösend und entspannend wirken. Eine kleine batteriebetriebene Pumpe sorgt dafür, dass laufend die richtige Dosis unter die Haut abgegeben wird. Herr D. verbringt ein ruhiges Wochenende im Kreise seiner Verwandten, die sich im Heim mit Sitzwachen abwechseln.

Viele Menschen sterben nur deshalb in der Klinik, weil es draußen niemanden gibt, der sich mit den Symptomen am Lebensende auskennt und die richtigen Medikamente parat hat.

Montagvormittag sieht Schwester Eva nach ihrem Patienten. Auf dem Flur trifft sie den behandelnden Nervenarzt und will ihm erzählen, was sie – in Absprache mit dem Palliativarzt – gegen Herrn D.'s Symptome unternommen hat. »Ich spreche doch wohl mit einer Kollegin?«, schneidet der ihr das Wort ab. Als er erfährt, dass sie »nur« Krankenpflegerin ist, wird er beleidigend. Sie sei nicht berechtigt, so schwere Arzneimittel zu verabreichen, empört er sich, die Medikamentierung sei sofort zu ändern und von dem Palliativdienst habe er noch nie gehört. Und rauscht ab, ohne sich weiter um den Patienten zu kümmern.

Viele Menschen sterben nur deshalb in der Klinik, weil niedergelassene Ärzte und Pflegende nicht miteinander kooperieren wollen oder können.

Zwischen den Fronten

Mehr als 800 000 Menschen finden jährlich in Deutschland den Tod. Jeder Zweite in einer Klinik. Jeder Vierte stirbt in einem Heim. Jeder Sechste in seiner Wohnung. Jeder Hundertste in einem Hospiz. Jeder Vierte dieser Sterbenden, sagen Palliativmediziner, bräuchte eine spezialisierte Begleitung am Lebensende. Bisher erhält sie nur jeder Fünfzigste.

Gesetzlich gesehen hat jeder von uns Anspruch auf eine spezielle Betreuung am Lebensende, wenn es die Schwere des Leidens erfordert. Verschiedenste Berufsgruppen sollen sich gemeinsam um die Bedürfnisse der Todkranken und ihrer Angehörigen kümmern. An den Universitätskliniken entstehen dazu wissenschaftliche Zentren für Forschung und Ausbildung. Und Hunderte ambulanter Teams sollen aufgebaut werden. Wo wir unser Ende finden wollen – in einer Klinik, zu Hause, in Hospiz oder Heim –, darüber sollen wir dem Willen der Gesetzgeber nach selbst bestimmen. Dazu aber müssen klinische und ambulante Versorgung flexibel miteinander vernetzt werden. Das jedoch ist eines der größten Probleme im deutschen Gesundheitssystem.

In dieser Landschaft aus unzugänglichen Burgen mit vielen Gräben dazwischen leben niedergelassene und Klinikärzte in völlig getrennten Welten. Draußen verlieren die Ärzte rasch den Bezug zur internationalen Forschung – ihre therapeutischen Standards sind veraltet, ihre Weiterbildung ist mangelhaft, ihr Engagement gebremst von einem absurden Verrechnungssystem. Drinnen verlieren die Mediziner den Bezug zum Alltag, die Fähigkeit zur Kommunikation und den Teil ihrer Kunst, der sich nicht in Laborparametern oder bildgebenden Verfahren darstellen lässt.

Wenn Patienten sterben, geraten sie zwischen diese Fronten. Zum Beispiel kennen sich die auf das Lebensende spezialisierten Palliativmediziner wie keine anderen mit der Behandlung von Schmerzen und anderen Symptomen aus. Doch als Kliniker dürfen sie nicht außerhalb ihres Hauses arbeiten und nicht einmal Rezepte ausstellen. Wenn sie sich auf fremdes Terrain bewegen und ihre Patienten bis zum Schluss begleiten möchten, benötigen sie eine spezielle Genehmigung, die zwischen den »Leistungserbringern«, wie das im Gesundheitsdeutsch heißt, mühsam ausgehandelt wird. Solche Verträge zur »Integrierten Versorgung (IV)« müssen von Kliniken, Kassen, Ärztevertretungen und oft auch Ministerien abgesegnet werden. Ursprünglich wurden IV-Verträge erdacht, um den Wettbewerb zu stärken und das Gesundheitssystem dadurch effizienter zu machen, zum Beispiel wenn es um die Bandscheiben geht, Schwangerschaft oder Übergewicht. Deshalb hat dieses Modell auch seine Grenzen, wenn es darum geht, die Versorgung am Lebensende »anzukurbeln«: Wer wechselt schon die Kasse, weil er »schöner sterben« will?

So kommt es, dass von den zweieinhalbtausend IV-Verträgen gerade mal ein Prozent die palliativmedizinische Versorgung regelt – ein löchriger Flickenteppich statt des angestrebten bundesweiten Netzes. Nur einzelne Kassen schließen Verträge mit einer Klinik hier oder einem Ärztenetz dort. Patient A hat Glück im Unglück, wenn er zwar todkrank, aber bei der richtigen Kasse versichert ist. Dann dürfen ihn nach seiner Entlassung Arzt oder Pflegeteam aus der Klinik weiter betreuen. Seinem Nachbarn dagegen bleibt nur die Regelversorgung. »Um flächendeckende Netze zu etablieren, müsste die Initiative viel eher von den Kassenärztlichen Vereinigungen ausgehen«, kritisiert Leonhard Hansen, engagierter Chef der KV Nordrhein. »Sonst bleibt die Initiative den Krankenversicherern überlassen – und die haben in Wirklichkeit nichts davon.«

Die Kassenärzte aber halten sich zurück. Zwar wollen die Hausärzte, zuständig für die ambulante Versorgung, die Sterbenden nicht den Kliniken überlassen. Sie fordern ihren Teil der 650 Millionen Euro, die in den Aufbau der Palliativversorgung investiert werden sollen. Aber viele von ihnen geben zu, dass es ihnen an Fachwissen fehlt. Höchstens drei oder vier ihrer Patienten sterben jährlich zu Hause – zu wenige, um Erfahrungen mit der mitunter komplizierten Symptomkontrolle zu sammeln. In Kursen können sie nun Basis- und Spezialwissen erwerben – jedoch ohne jemals ein schmerztherapeutisches oder palliativmedizinisches Zentrum von innen gesehen zu haben.

Die Hauptlast der Arbeit tragen ohnehin nicht die Ärzte, sondern die speziell ausgebildeten Palliativpfleger oder -schwestern. Doch sie sind in vielen Fällen nicht handlungsfähig, weil das hierarchisch geprägte Gesundheitssystem wichtige Tätigkeiten ausdrücklich den Ärzten vorbehält. Im ambulanten Dienst dürfen sie zum Beispiel ohne Mediziner weder Infusionen legen noch Nadeln wechseln oder Narkotika verabreichen.

Wegen dieser vielfältigen Konkurrenzen müssen selbst hochgelobte und preisgekrönte Palliative-Care-Initiativen immer wieder um die Fortsetzung ihrer Arbeit fürchten.

Blick aufs Meer

Frau T. hat heute Appetit. Hungrig löffelt sie die Pfannkuchensuppe, die ihr Lydia, die Altenpflegerin, auf ihren Servier-Tisch am Bett gestellt hat. Dabei war schon zweimal der Pfarrer da, weil man dachte, sie würde gleich sterben.

Bauchspeicheldrüsenkrebs mit allen möglichen Kompli-kationen. Das rechte Bein ist riesig geschwollen, die Lym-phe gestaut. Ansonsten ist die 83-Jährige nur noch Haut und Knochen. Sie liegt auf einer Wechseldruckmatratze, damit sie weniger Schmerzen hat und ihr schmaler Kör-per sich nicht aufreibt. Ihr Mann ist schon lange tot.

Hinter dem Kopf von Frau T. ist ihr Leben aufgereiht, Kopf an Kopf. Auf dem Wandsims stehen in silbernen Rahmen Verwandte, die Tochter mit Schwiegersohn und Enkelkindern, eigene Bilder aus der Malgruppe im Alten-heim, Fotos von Festen mit Zimmernachbarn, als sie noch nicht schwerkrank war. »Sie war immer eine besonders elegante Erscheinung«, sagt Lydia. Heute kann Frau T. nicht mehr stehen und nur noch kurze Zeit sitzen. Zart und schmal liegt sie im Bett, auf einer Unterlage aus Weg-werffflies, auf dem Bauch ein Schmerzpflaster, das ihr die ärgsten Beschwerden nehmen soll.

Dankbar klammert sich Frau T. an die angebotene Hand, als sie sich drehen soll, um den Flies zu wechseln. Ihre Haut ist trocken und warm. »So was, dass ich plötz-lich so dünn bin«, sagt sie erstaunt, und dass ihr Mann Ita-liener war. »Wir haben an der Riviera gelebt, in einer Woh-nung am Meer. Wenn man morgens aufwachte, hat man schon vom Bett aus das Wasser gesehen. Das war schön ...«

Es ist ein einsamer Tod im Heim, wenn die Freunde längst verstorben sind und die Familie verzogen ist. Selten werden die Alten noch so umsorgt wie Frau T., im Einzel-zimmer mit eigener Wäsche und dem Bemühen um klei-ne Freuden – »liebt Antipasti«, steht im Pflegeprotokoll. »Wir können zwar nicht alles berücksichtigen, aber wir versuchen es«, sagt Mira Muhl, die Pflegedienstleiterin im St. Josefs-Heim in München. »Ein Musterheim«, betonen die Experten vom Christophorus Hospizverein, die regelmäßig ins Haus kommen, um die Altenpfleger zu unterstützen. »Zur Sterbebegleitung haben wir selbst einfach nicht genügend Zeit«, so Muhl. »Dafür brauchen wir Hilfe von außen.«

»Früher bestand unsere Arbeit ja nicht nur aus Füttern, Lagern und Waschen«, bedauert Pflegerin Lydia. »Da konnte man auch mal mit Bewohnern gemeinsam essen oder sogar in einen Biergarten gehen. Heute ist das undenkbar.« Die Pflegeschritte sind nach Minuten getaktet, die Arbeit ist schlecht bezahlt und hart. So viel Verfall geht nicht spurlos an den Betreuern vorüber – 60 bis 80 Prozent der immer älter werdenden Bewohner sind bereits dement, manche davon hilflos, andere aggressiv. Eine alte Frau greift Männern und Frauen in den Schritt oder kneift sie in die Genitalien. »Sie sagt, ich darf das, ich bin eine Frau«, sagt Lydia und seufzt. Vor einigen Jahren musste sie eine Kur machen und eine Therapie, weil sie mit den Nerven völlig fertig war. Dort hat sie gelernt, sich besser vor den Belastungen ihrer Arbeit zu schützen.

In der Altenpflege herrscht chronischer Personalmangel, es fehlen Ausbildungsstandards und ambitionierte Betreuungskonzepte. Die medizinische Versorgung ist wechselhaft: In Heime mit 150 Bewohnern kommen mitunter 70 verschiedene Hausärzte – und nicht immer dann, wenn sie gebraucht werden. »Auch einen Psychiater für die Depressiven und Demenzkranken zu bekommen ist ein Kunststück«, kritisiert Renate Salzmann-Zöbeley, Sozialwissenschaftlerin und Altenforscherin aus München. Dabei gälten Heimbewohner als ausreichend versorgt und hätten deshalb nicht mal Anspruch auf einen Hospizplatz: »Die Alten, die sind die Allerletzten – die interessieren in unserer Gesellschaft keinen! Wer langsam und im Heim stirbt, stirbt zweiter Klasse!«

Aber es gibt Ausnahmen. Das St. Josefs-Heim arbeitet nicht nur mit dem Hospizverein zusammen, es hat zum Beispiel eine Nervenärztin gefunden, die neben ihrem Klinikjob auch noch Heimbewohner betreut. Musiker der benachbarten Philharmonie kommen einmal wöchentlich zu einem kostenlosen Konzert, und Hundebesitzer aus dem Viertel bringen ihre Tiere vorbei, zum Streicheln. Körperkontakt ist wichtig, besonders für die Demenzkranken, die nach und nach ihr Gefühl für sich selbst verlieren. »Unsere russischen Pflegerinnen, die haben mit dieser Nähe weniger Probleme als die deutschen«, sagt Pflegedienstleiterin Muhl. »Die haben so eine spontane Wärme!«

Einmal, erzählt sie, ist ein Mann in ihren Armen gestorben. Er habe sie festgehalten und umklammert und nicht mehr losgelassen, bis er tot gewesen sei, sein Gesicht an ihre Brust gedrückt. »Es ging nicht um mich«, sagt sie und lächelt. »Aber ich glaube, es musste ein Busen sein.«

Und dann erzählt sie noch die Geschichte von der ungeliebten, bösen Greisin. Eine Pflegerin hatte, in ihrer robusten Art, einer Familie den Raum gezeigt, in dem die alte Frau seit Tagen im Dunkeln lag und nicht mehr ansprechbar war. »Sie ist bewusstlos und wird bald sterben«, hatte sie gesagt und die Gäste leise durch das Zimmer geführt. Bis sich plötzlich aus dem Sterbebett eine Hand steil in die Luft reckte: »Die kriagt mei' Zimmer net!«, protestierte die Frau und erwachte vollends aus dem Koma. Sie lebte noch mehrere Jahre.

Stochern im Nebel

Die Untersuchungen erduldete János ohne Kommentar. Das war das Einzige, was er tun konnte – seinen Körper zur Verfügung zu stellen. Aber es war nicht angenehm. Bei der Magenspiegelung hatte er mich aus dem Wartezimmer geschickt. Die Tortur des Schlauchschluckens ertrug er wegen seiner chronischen Gastritis nicht zum ersten Mal. Die Darmspiegelung war nach dem ersten Scheitern erst mal verschoben worden. Auf dem Plan stand noch eine Bronchoskopie, aber wegen eines hartnäckigen Infektes wurde auch sie vertagt. János hatte große Angst davor. Bei seinem Vater war das Krebsleiden nach einer solchen Untersuchung mit voller Härte durchgebrochen, und er glaubte den Beteuerungen der Ärzte nicht, dass ein Tumor nicht auf diese Weise gestreut würde.

Dann zeigte eine Röntgenaufnahme einen Knoten im Bauch. Die Ärzte verkauften uns den Befund wie einen Hoffnungsschimmer. Vielleicht ist er in der Blase, dann könnten wir eine Probe nehmen und wüssten mehr, sagte der Professor. Auf den Bildern war die Lage der Verdickung nicht genauer zu erkennen. Es musste gespiegelt werden. Ein Pflegehelfer fuhr János in seinem Bett ins Tiefparterre in die Urologie. Ich lief nebenher und kam mir nutzlos vor.

Für die Ärzte dort war unser Schicksal Routine. Ich saß auf dem Flur und hörte sie hinter der Schiebetür rumblödeln und private Gespräche führen, über seinen Kopf hinweg. János stöhnte, als sie die Sonde durch seine Harnröhre schoben. »Gleich vorbei«, sagte der eine uninteressiert und setzte das Gespräch mit seinem Kollegen fort. Sie lachten gerade, als er zu schreien begann. Und schrie. Und schrie. Als sie ihn nach endlosen Minuten wieder herausschoben, war er weiß wie die Wand und hatte eiskalte, nasse Hände. Ich brachte kein Wort heraus.

Nach einer Viertelstunde kam einer der jungen Ärzte durch die Tür und schlug János kumpelhaft auf die Schulter. »Die gute Nachricht«, sagte er, »Sie haben keinen Blasenkrebs! Allerdings haben wir keine Ahnung, was das für ein Knoten daneben ist ...« Legte das Untersuchungsprotokoll auf die Bettdecke und ließ uns allein.

Du wolltest unbedingt aufstehen. *Obwohl es Dir große Schmerzen bereitete, wolltest Du nicht, dass ich die Schwester mit dem Behältnis rufe. Du wolltest aufstehen. Mit unterdrücktem Stöhnen hast Du Dich langsam und konzentriert auf die Seite gerollt. Dich aufgesetzt. Die Beine aus dem Bett geschoben. Eine Pause gemacht. Ich habe Dir die Sandalen über die Füße geschoben. Du hast Dich aufgestellt. Festgehalten. Das Ziel anvisiert.*

Dann bist Du losgelaufen. Der kurze Weg ins Bad muss eine Tortur gewesen sein, aber Du hast nicht angehalten, Dir nicht helfen lassen, hast schwankend Dein Ziel erreicht. Die Tür geschlossen. Ich hörte, wie Du den Klodeckel nach oben klapptest. Wusste, dass Du Dich nicht setzen konntest. Das hättest Du alleine nicht geschafft.

Dann hast Du meinen Namen gerufen. Heiser, zögernd. Ich öffnete die Tür. Du standest mit dem Rücken zu mir vor der Toilette, Dich mit einer Hand an der Wand abstützend. Deine Pyjamahose war hinuntergerutscht, aber Du konntest Dich nicht zu ihr bücken. Als ich sie hochzog, sah ich, dass sie an einer Stelle nass war, Du hattest Dich angepinkelt. Ich zögerte einen Moment, sagte aber nichts,

wollte Deine Scham nicht verstärken. Es war ja auch kein
großer Fleck, und im Stehen die Hose zu wechseln wäre für
Dich eine einzige Qual gewesen. Dein Körper war heiß vor
Anstrengung. Dann ging es zurück, ins Bett.

Doch als Du wieder gelegen bist, spürtest Du die Feuch-
tigkeit zwischen Deinen Beinen. Der Weg hatte Dich so er-
schöpft, dass Du kaum mehr sprechen konntest. »Vizes«,
nass, sagtest Du, lallend vor Schmerzmitteln, und noch ein-
mal flehend, »vizes!« Ich ging zum Schrank und holte eine
frische Hose. Und schämte mich.

Freigang

Siebzehn Tage vor János' Tod hatte Anikó Geburtstag, unsere Trauzeugin. Sie wurde 60 und feierte in einem kleinen
Restaurant mit wenigen guten Freunden. János lag inzwischen wieder auf der Palliativstation. Die Ärzte versuchten, ihn von den Schmerzmittel-Infusionen auf Tropfen
und Tabletten umzustellen, was leichter klingt, als es war.

Im Nachhinein verwischt sich meine Erinnerung,
welches Ziel wir eigentlich in diesen Tagen hatten. Die
Schmerzen endlich zu beherrschen? Den Kampf wieder
aufzunehmen? Nach Hause zu dürfen? Wieder Grund zu
finden in diesem Strudel, der uns mitriss und nicht mehr
zur Ruhe kommen lassen wollte. Irgendeinen Punkt, etwas, das außerhalb der Krankheit existiert, Freundschaft.
János bekam die Erlaubnis, für einen Abend die Klinik
zu verlassen, um Anikós Fest zu besuchen. Es war ihm
wichtig.

Ich schlug vor, ihm einen Anzug in die Klinik zu bringen, aber er bestand darauf, vor dem Fest in unsere Woh-

nung zu gehen. Das bedeutete vier Treppen ohne Lift. Hinauf und hinunter. Wozu die Qual? Ich verstand das nicht. Aber er setzte sich durch. Ohne weitere Erklärung. Erst nach seinem Tod begriff ich.

In seinem Portemonnaie fand ich ein winziges Stück Porzellan von einer Zahnkrone, einer Brücke, die zu János' großem Ärger seit Monaten Probleme machte, weil sie nicht richtig saß. Der Aufbau stand unter zu hoher Spannung, dreimal platzten Teile ab, immer an derselben Stelle, einem Schneidezahn. Dann blitzte unter dem Porzellan schwarzes Metall hervor. Der Zahnarzt, ein emigrierter Ungar, schwor jedes Mal, dass nunmehr alle Probleme behoben sein würden. Es war demütigend, ihm so ausgeliefert zu sein und schon zu ahnen, dass es wieder nicht klappen würde.

So war das Porzellan erneut geplatzt, in der Klinik, fernab von jeder Möglichkeit, den Fehler zu reparieren. Ich hatte andere Sorgen und achtete nicht weiter darauf. Aber bei Anikós Fest war mir der kleine schwarze Fleck im Mund nicht mehr aufgefallen.

Da verstand ich, dass János den Kreuzweg nach Hause auf sich genommen hatte, weil er den Zahn notdürftig selbst reparieren wollte, mit Sekundenkleber. Das Teil im Geldbeutel war nur noch der Rest des Bruchstücks. János wollte einfach keinen hässlichen schwarzen Fleck im Mund haben, wenn er sonst schon alles ertragen musste, die Schmerzen, die Angst, die von der Chemotherapie dünnen Haare. Der Fleck demütigte ihn, so sehr, dass er nicht einmal mir von seiner Absicht erzählt hatte.

Den Stolz nicht verlieren. Haltung bewahren. Husarenmäßig.

Kassensturz

Was rechtfertigt eigentlich, dass ein einzelner Intensivpatient während seiner letzten Lebenstage so viel Kosten verursacht wie eine gut geführte Altenstation? »Solche Berechnungen anzustellen«, schreibt eine Zeitung, »gilt hierzulande, gelinde gesagt, als unfein.«

Aber ist es nicht erlaubt zu fragen, was Behandlungen kosten, die den Patienten keinen Nutzen mehr bringen oder sie vielleicht sogar belasten? Ob man dieses Geld nicht an anderer Stelle besser einsetzen könnte?

Die letzten zehn Jahre im Leben eines Menschen sind am teuersten für die Krankenkassen. Zwei Drittel ihrer Klinikbudgets entfallen allein auf die zwölf Monate vor dem Tod. Ein Großteil dieser Summe entsteht – unabhängig vom Alter der Betroffenen – durch Krisen am Lebensende. Nach einer hessischen Untersuchung führen zum Beispiel 15 Prozent aller Notarztrufe zu Fehleinsätzen bei Sterbenden, in deren Umfeld – bei Angehörigen, Pflegern oder Hausärzten – das palliative Knowhow fehlt. Notärzte haben keine Zeit für Sterbebegleitung, also weisen sie bei einer Lungenentzündung oder akuter Atemnot in ein Krankenhaus ein. Und so landen die Betroffenen meist auf einer Intensivstation, die das Leben, aber eben auch das Sterben verlängert.

»So können Sie ein achtzigjähriges Leben in ein paar Tagen noch zugrunde richten«, kritisiert das der Präsident der Berliner Ärztekammer, Günther Jonitz.

Leben und Lebensqualität sind zwei verschiedene Dinge. In Großbritannien, das nicht wie Deutschland elf, sondern nur acht Prozent seines Bruttoinlandsprodukts für die Gesundheit ausgibt, versucht die Statistik, dem

Rechnung zu tragen. Ein mathematisches System misst medizinische Eingriffe an ihrem voraussichtlichen Nutzen. Das Verhältnis von erwarteter Lebensverlängerung und erreichbarer Lebensqualität wird QALY (Quality Adjusted Life Years) genannt. Wie viel Geld ein QALY der Gesellschaft wert ist, bestimmt die Politik. Sie entscheidet zum Beispiel anhand dieses Quotienten, welche Medikamente in der Krebstherapie eingesetzt und vom National Health Service bezahlt werden.

Dieses kühl kalkuierende System erzeugt Unbehagen und wird schon allein deshalb kritisiert, weil es Lebensqualität nur anhand von Symptomen definiert. Die aber werden individuell ganz unterschiedlich wahrgenommen: Der eine Patient mag an an den belastenden Nebenwirkungen seiner Chemotherapie verzweifeln, während ein anderer sie gerne auf sich nimmt, um noch ein weiteres Jahr seinen Kindern Vater sein zu können.

Doch Nebenwirkungen sind in Deutschland auch dann kein Thema, wenn es nicht um Geld, sondern um das Wohl des Patienten geht. Bei metastasierenden – also unheilbaren – Tumorleiden, kritisiert Ärztekammerpräsident Jonitz, würden immer häufiger zweite, dritte oder vierte Chemotherapien durchgeführt, mit »gravierenden Nebenwirkungen« auf die letzte Lebensphase. Verantwortlich dafür ist einerseits die Risikobereitschaft von Ärzten und Patienten, aber auch die Lobby von Pharmafirmen, die über Studien und Drittmittel Einfluss auf die Therapiekonzepte nimmt.

Doch was diese Therapien für Folgen haben, das wissen deutsche Ärzte gar nicht. Wie Behandlungsansätze bei unterschiedlichen Kranken wirken, welchen Einfluss die Kostenregelungen haben, wie Leitlinien in der Praxis umgesetzt werden oder ob die Patienten zufrieden mit ihrer körperlichen und seelischen Verfassung sind – das alles wäre eigentlich Gegenstand der Versorgungsforschung. Aber die, so ein Krebsarzt einer Uniklinik, »hat keine wissenschaftliche Reputation und keine Sponsoren: Die Pharmafirmen haben kein Interesse, und die Krankenkassen wollen kein Geld dafür ausgeben.«

Gleichzeitig übt das an Fallpauschalen orientierte Abrechnungssystem massiven Druck aus, die Liegezeiten zu verkürzen. In manchen Kliniken werden Krebspatienten noch im letzten Stadium ihrer Krankheit an ein Pflegeheim abgeschoben, weil ihr Sterben zu lange dauert. Nur die Palliativstationen erhalten Sonderentgelte für die aufwendige Betreuung. Doch dem Gros der Patienten fehlt das, was sie in der letzten Lebensphase am meisten benötigen: Zeit für Zuwendung.

Chrigu

Die Videokamera ist auf ihn selbst gerichtet. Er filmt sich vor dem Spiegel, wie er sich in die Augen schaut, während er sich zwingt, es auszusprechen: »Ich habe Krebs. Ich habe einen sehr seltenen Tumor zwischen den Rückenwirbeln und dem Nacken. Ich muss jetzt Chemo machen.«

Christian, genannt Chrigu, ist 21, als er die Diagnose bekommt. Das Objektiv ist sein Tunnel in die Ewigkeit. Er ahnt, dass die Bilder länger leben als er selbst. Stellt das Stativ mit der Kamera auf einen Berg und sich selbst davor: »Ich habe eine Rückfallchance von 30 bis 50 Prozent. Es ist schwer, mit der Ungewissheit zu leben. Aber ich will mich nicht unterkriegen lassen. Ich habe noch so viel vor.

Deshalb kann es gar nicht sein.« Sagt es mit Nachdruck, als könnte er es beschwören. Doch sein angespanntes Gesicht spricht eine andere Sprache.

Der junge Schweizer hat sein eigenes Sterben gefilmt, erst alleine, dann mit Hilfe seines besten Freundes, eines Filmhochschülers. Ein Jahr lang dauerte das Auf und Ab von Therapien, Hoffnung, Zweifeln und Abschiednehmen. Drinnen in der Klinik, da ist das irgendwie okay, da findet man sich damit ab, sagt er, als er entlassen wird, weil man ihm nicht mehr helfen kann. Aber draußen mitten im Leben beginnen sich die Zeittunnel zu verschieben. Die einen leben weiter. Er löst sich auf.

Nochmal die Tortur mit den Therapien – da würde er sich lieber umbringen, sagt er in der Einstellung auf dem Berg. Später, nach der Lungenembolie und den vielen Metastasen, blickt er mit seinen dunklen Augen unverwandt in die Kamera und sagt mit schwachem Lächeln: »Ich habe mich nicht umgebracht. Das Leben ist zu schön.« Das Sonnenlicht. Die Freunde und die Eltern. Gemeinsam warten sie auf den Tod.

»Der Film soll nicht traurig werden. Der Film soll nicht moralisieren. Der Film soll lustig werden«, fordert Chrigu, als es schon gar nicht mehr komisch ist um ihn herum. Kissen werden aufgetürmt, um das Bett noch weicher zu machen, die Schmerzpumpe muss immer höhere Dosen an Morphium abgeben. Seine Stimme wird heiser und die Luft wird knapp.

Der Freund und die Kamera begleiten ihn, die stockenden Gespräche über das, was man doch nicht verstehen kann oder nicht wirklich ausdrücken, die Liebe zur Mutter zum Beispiel, Freundschaft, Gefühle. Aber sie wollen verstehen, was passiert, suchen und weichen nicht aus:

»Das ist eine dicke Hand« ist der letzte Satz, den Chrigu vor seinem Tod in die Kamera spricht, resigniert, aber sachlich, und legt die aufgedunsene Rechte zum Beweis vor das Kameraobjektiv.

Auf dem Münchner Dokfestival sind die Vorstellungen ausverkauft. Dicht gedrängt verfolgt ein überwiegend sehr junges Publikum das Leiden von Chrigu.

»Die wenigen Menschen, die so stark und bewusst sterben, sind alle unter 30«, sagt ein Freund, der den Film sieht und als Palliativmediziner schon viele Tode erlebt hat. »Ich glaube, das liegt daran, dass sie nur von dem Abschied nehmen müssen, was ihnen die Krankheit an Zukunft raubt. Ältere Menschen müssen von dem Abschied nehmen, was sie in der Vergangenheit versäumt haben. Das ist eine ganz andere Form von ungelebtem Leben ...«

Die nette dicke Schwester sagte: »Wenn Sie mal in den Himmel kommen, dann steht Ihr Mann schon an der Pforte und wartet auf Sie!« Sie strahlte, und ich wollte nicht unhöflich sein. »Das wäre ja schön«, sagte ich schwach und wünschte doch, sie hätte recht. Wenn das nur so einfach wäre mit Himmel und Hölle.

Dabei hattest Du Dich ganz intensiv für das Inferno interessiert, bei unserem letzten Urlaub in Italien, als die noch unerkannte Metastase schon an Deinen Nerven bohrte. In der Giotto-Kapelle in Padua wurden die 700 Jahre alten Fresken von einer Klimaschleuse geschützt – Besucher durften nur gesammelt hinein und hinaus. Unsere Gruppe stand schon längst wieder vor dem Ausgang und wartete – auf Dich. Ganz allein standest Du vor dem Jüngsten Gericht und seinen Opfern, ernst und versunken in die Bilder der Höllen-

qualen. Dein Verhalten war ungewöhnlich, ich erinnere mich genau an meine Irritation. Ich fröstelte in dem kühlen Raum. Dann kamst Du, und ich verdrängte meine Frage. Hinaus ans Sonnenlicht.

Als Du in der Klinik lagst, fragte Dich unser Freund Longo, ob Du die Zeit nicht nutzen wolltest, um etwas zu schreiben, Biografisches vielleicht. Zu meinem Erstaunen sagtest Du: Ja, darüber hättest Du auch schon nachgedacht. Aber ein solches Buch, übersetzte ich für Longo, mache nur Sinn, wenn am Anfang ein Bild stünde: »In dem müssten alle Personen enthalten sein, die in meinem Leben eine Rolle gespielt haben. Und die Komposition, die müsste so sein, dass, wenn nur eine einzige dieser Personen fehlen würde, das ganze Bild nicht mehr funktionierte.« Plötzlich sah ich Dich wieder in Italien, das Giotto-Fresko betrachtend.

Schuld und Sühne – Du hattest drei Kinder verlassen von zwei Müttern, weil Du in diesen Ehen nicht glücklich warst. Eine dritte Frau geliebt, über die Du nie gesprochen hast. Einen Sohn verloren, der von seiner kleinen Tochter weggegangen war, wie auch Du ihn zurückgelassen hattest. Dafür, dass er dieselben Fehler machte wie Du, strafte er Dich bis zum Tod mit Hass und Verachtung. Die Kinder und wir, wir hatten wunderschöne Zeiten miteinander verbracht. Dutzende Male warst Du jährlich nach Ungarn gefahren, um den Kontakt nicht zu verlieren. Sie liebten Dich, aber als Du sie gebraucht hättest, bliebst Du allein. Der wunderbarste aller Väter hatte gesündigt, weil er glücklich sein wollte. Du hattest sie verlassen, wegen mir.

Als ich Dich dort liegen sah, so einsam und voller Schmerzen, dachte ich plötzlich, dass dies Dein Jüngstes Gericht sein müsse. Mehr konnte Dir auch im Fegefeuer nicht mehr passieren.

Aus dem Weg

Selbstbestimmung am Ende des Lebens, das klingt edel, hilfreich und gut. Doch die Terminologie rund um die Forderung nach »würdigem Sterben« verschleiert die vielen Konflikte, die hinter der Debatte stecken. Der komplexen Situation eines Schwerstkranken werden die Ideologien von Sterbehelfern wie Lebensschützern einfach nicht gerecht.

Als mein Freund Klaus, Kommunist und in der Friedensbewegung, sich Anfang der 8oer Jahre das Leben nahm, riefen seine Freunde an und fragten, ob er mit den politischen Verhältnissen in der Bundesrepublik nicht mehr zurechtgekommen sei. Nein, sagte ich, es ging um seine Mutter. Und ein Trauma seiner Kindheit, das ihn schwer psychisch krank gemacht habe. Sie haben nie wieder angerufen.

Damals habe ich gelernt, misstrauisch zu werden, wenn der Wunsch nach dem Tod verklärt wurde. Da gibt es die Unerschrockenen, die unbedingt die Kontrolle behalten und selber Schluss machen wollen. Die Antiklerikalen, die Gott wie dem Teufel ein Schnippchen schlagen möchten. Die Rationalisten, die jeder Sentimentalität aus dem Weg gehen wollen. Die Düsteren, für die der Tod mehr Anziehung hat als das Leben. Und die Verzweifelten.

»Wenn ich meine Arme nicht mehr bewegen kann, dann weiß ich nicht...«, sagt eine Freundin, die an Multipler Sklerose erkrankt ist und bereits im Rollstuhl sitzt. »Bevor ich an meinen Lungenmetastasen ersticke, nehme ich ein tödliches Medikament«, betont eine prominente Vorkämpferin für den Freitod. »Manche Dinge gehören unter die Erde und nicht drüber«, erklärt die parkinsonkranke Politikerin Margot von Renesse. Sie möchte ihren Kindern die Bilder ihres Verfalls ersparen und hat eine entsprechende Patientenverfügung gemacht.

»Es gibt einige wenige schwere Fälle«, sagt der Palliativmediziner Gian Domenico Borasio, »da kann man verstehen, dass sich die Betroffenen einen ärztlich assistierten Suizid wünschen. Doch bevor man beginnt, über solche streng zu selektierenden Ausnahmen überhaupt nachzudenken, benötigen wir erst mal in ganz Deutschland eine funktionierende palliativmedizinische Versorgung. Sonst kommen wir an den Punkt, an dem Ärzte Hilfe zur Selbsttötung leisten, nur weil sie unfähig sind, die Symptome einer Krankheit ordentlich zu behandeln!«

Die Scham der Schwerkranken und Hilflosen liegt an der Realität der Krankenhäuser, den menschenunwürdigen Pflege-Verhältnissen und der gesellschaftlichen Vereinsamung. Die Kälte des Gesundheitsapparates ist es, die keine »Autonomie« mehr zulässt, die ungerechte Verteilung der Ressourcen: Wieso zum Beispiel hat Deutschland das beste Notarztsystem der Welt, das Menschen ins Leben zurückholt, nur damit die meisten später ins Pflegeheim abgeschoben werden? Wie können Schmerzen die häufigste Erkrankung sein, wenn man doch den größten Teil davon verhindern könnte? Weshalb verdienen viele Pflegekräfte weniger als eine Friseuse? Warum unterbrechen Praxisärzte ihre Patienten bereits nach 20 Sekunden? Wieso wurden 65 Prozent der Menschen, die in ein Hospiz aufgenommen werden, zuvor noch nicht einmal eine Pflegestufe erteilt?

Solche gesellschaftlichen Wunden werden mit dem Pflaster der Selbstbestimmung nur überklebt. Autonomie wird zur Freiheit, sich selbst aus dem Weg zu räumen.

Flüchten oder standhalten?

Ein älteres Ehepaar, beide Mitte 60, empfängt einen Arzt. Betreten und nervös sitzen die zwei mit ihm gemeinsam an einem Tisch, während der Mediziner das gesetzlich vorgeschriebene Aufklärungsgespräch führt. »Sie haben einen schriftlichen Antrag auf Euthanasie gestellt«, sagt er und nennt die entsprechenden Paragraphen. »Dies ist mein zweiter Besuch. Bleiben Sie bei Ihrer Meinung? Sie wissen, dass Sie ALS haben und dass diese Krankheit zum Tode führt. Wenn Sie nichts tun, werden Sie daran ersticken.« Der Mann schluckt schwer und nickt. Er sieht seine Frau an. Sie hat Tränen in den Augen. Dann stehen er und der Arzt auf und gehen ins Schlafzimmer. Die Frau bleibt reglos sitzen. Die Tür schließt sich hinter den beiden Männern.

Ein Ausschnitt aus einer holländischen Fernsehdokumentation über die aktive Sterbehilfe. Gian Domenico Borasio zeigt ihn während eines Vortrags im Münchner Jesuiten-Kolleg. Er ist Experte für ALS (amyotropische Lateralsklerose), eine Nervenkrankheit, die wenige Jahre nach der Diagnose unweigerlich zum Tode führt. Die Patienten haben Angst, dass sie grausam ersticken, weil ihre versagenden Muskeln das Atmen unmöglich machen.

Borasio erklärt ihnen, dass sie aufgrund der zunehmenden Kohlendioxid-Konzentration in ihrem Blut friedlich im Schlaf sterben werden. Dass die Wahrscheinlichkeit, einen solchen sanften Tod zu erfahren, bei ALS-Patienten außerdem größer ist als bei der Allgemeinbevölkerung.

Aber es gibt auch Berichte über ALS-Patienten, die mit akuter Atemnot auf eine Intensivstation eingeliefert und dann bis zu ihrem Ende künstlich beatmet werden. Es gibt keine Garantien, wenn es um das Sterben geht.

Manche ziehen deshalb wie der holländische Patient die Alternative des Freitods vor und wollen dann, weil dieser in Deutschland nicht erlaubt ist, in die Schweiz fahren, um sich dort mit Hilfe professioneller Sterbehelfer das Leben zu nehmen. Der Palliativmediziner versucht dann, die Gründe für die Entscheidung herauszufinden, um Alternativen aufzuzeigen. Nicht immer gelingt es. Ein rascher Tod scheint vielen leichter, als sich dem bedrohlichen Verfall auszuliefern.

Andere nehmen den Kampf auf, selbst wenn er für sie selbst aussichtslos ist. Jonathan Weiner, Pulitzer-Preisträger und renommierter amerikanischer Wissenschaftspublizist, beschreibt in seinem Bestseller »Seines Bruders Hüter« die Geschichte von Stephen Heywood, einem Zimmermann, der mit 29 Jahren an ALS erkrankte. Sein Bruder James gab daraufhin seinen Job an einem neurowissenschaftlichen Institut auf und schaffte es, Millionen Dollar für eine Stiftung aufzubringen, die sich seither mit der Erforschung der seltenen Nervenkrankheit beschäftigt. Stephen, der trotz seiner Krankheit heiratete und Vater eines Sohnes wurde, starb 2006.

Im Münchner Jesuiten-Kolleg spielt Gian Domenico Borasio zum Schluss der Veranstaltung über das Sterben ein legendäres musikalisches Zitat vor: »Jesu bleibet meine Freude«, gespielt von Dinu Lipatti, dem rumänischen Pianisten. Der musste im September 1950 in Besancon ein Konzert unterbrechen, weil er zu schwach war für die furiosen Chopin-Walzer, die ihn berühmt gemacht hatten. Er hatte Leukämie und wusste, dass dies sein letztes Konzert war. Aber er kehrte nach seinem Schwächeanfall auf die Bühne zurück und verabschiedete sich mit einer Klavier-Fassung des Bach-Chorals für immer von seinem Publikum. Jeder einzelne Ton trägt die Hingabe an Leben und Tod zugleich.

Als die pulsierenden Barockklänge verstummt sind, fragt der Neurologe: »Wer von Ihnen wünscht sich einen schnellen Tod? Und wer einen langsamen?« Die Zuhörer im Jesuiten-Kolleg, die meisten von ihnen Kranken- oder Altenpfleger, einige auch Pfarrer und Ärzte, heben nur zögernd ihre Hand. Die Meinungen sind geteilt, in zwei fast gleich große Gruppen.

Tod durch den Arzt

Wer soll den Hebel umlegen? Wenn es nach den Juristen ginge, wäre auch die ärztliche Hilfe beim Freitod eine »ethisch vertretbare Form der Sterbebegleitung«, so ein Beschluss des Deutschen Juristentages 2006. Sie sollte deshalb straffrei bleiben.

Die Position der Ärzte ist zwiegespalten. Offiziell wehren sie sich gegen die Verletzung des Hippokratischen Eids: »Ich werde niemandem ein tödlich wirkendes Gift verabreichen, auch nicht, wenn man mich darum bittet, auch werde ich keinen Rat dazu erteilen.« Aber natürlich haben Einzelne von ihnen schon Patienten geholfen, aus dem Leben zu scheiden, weil sie sonst nichts mehr für sie tun konnten. Und die meisten von ihnen haben im Laufe ihres Lebens schon Entscheidungen getroffen, die für einen anderen tödlich ausgingen – bei einer Triage, der von einem Notfall erzwungenen Selektion von Schwerverletzten, aus verdeckter Rationierung, wenn nicht genug Betten für alle zur Verfügung standen, aus Kostengründen, wenn Patienten auf Druck der Verwaltung »blutig«, also in instabilem Zustand, entlassen wurden. Und natürlich nach Fehleinschätzungen, die sich trotz besten Wissens und Gewissens nicht immer vermeiden lassen.

Doch aus der Not eine zweifelhafte Tugend machen, das will die Mehrheit der deutschen Mediziner nicht. Zu Recht. Denn das Leben verändert sich, wenn der Arzt vom Halbgott zum Gott wird. 3000 Patienten erhalten jährlich in Holland ganz legal eine tödliche Injektion, weil sie das wünschen und ihre Krankheit unheilbar ist. Aber auch weitere tausend, die nicht mehr imstande waren, diese Entscheidung für eine Euthanasie selbst zu treffen. »Maak mij niet dood, Doktor«, »Töte mich nicht«, steht auf der »Credo-Card«, die mancher Holländer bei sich trägt, um nicht aus Versehen erlöst zu werden. Nach einer Regierungsumfrage war das Motiv jedes dritten Arztes nämlich gar nicht das Leiden des Patienten, sondern das der Angehörigen. Oder sein eigenes.

Seit einigen Jahren werden auch neugeborene Kinder getötet. Den Leitlinien des »Groningen-Protokolls« nach, mit dem die niederländischen Universitäten ihre medizinische Praxis offenbarten, sind das nur Babys mit schwersten, leidvollen und unheilbaren Krankheiten. Aber die Maßstäbe verschieben sich. »Schon bei den täglichen Geburten«, sagt Orsolya Genzel-Boroviczény, Neonatologin aus München, »werden in den Niederlanden Babies zum Sterben liegengelassen, nur weil sie ein niedriges Geburtsgewicht haben. Wir würden diese Säuglinge fast alle durchbringen, und die meisten davon ganz gesund!«

Auch schwerste Behinderung, Koma und Demenz wurden inzwischen von der Staatsanwaltschaft als Grund für medizinische Sterbehilfe legitimiert. Das niederländische Gesetz, 2001 mit dem Argument eingeführt, die bis dahin verdeckte Euthanasie transparent und kontrollierbar zu machen, macht Ärzte von Helfern zu Vollstreckern: Der Tod auf Verlangen verwandelt sich in einen Tod ohne Verlangen.

Unter dem Mantel von Autonomie und Selbstbestimmung rücken nun ausgerechnet die ins Zentrum, die sich nicht mehr wehren können.

Deine Stimme war bitter. »Jetzt ist er tot«, sagtest Du, als wir nach den wenigen Tagen angestrengter Normalität zu Hause wieder auf die Palliativstation kamen. Die Feiertage waren vorbei und der Mann verschwunden. Tagelang hatte er in unserem Zimmer stumm auf dem Rücken gelegen, wollte nichts essen, kaum etwas trinken, grüßte nur knapp und starrte dann wieder an die Decke. »Sie wollen, dass man Sie in Ruhe lässt?«, hatte die Schwester fürsorglich gefragt und seine Hand genommen. Aber keine Antwort erhalten.

»Bestimmt ist er nach Hause entlassen worden, wie wir«, sagte ich, heiser vor Unsicherheit. »Er ist tot«, hast Du beharrt, während Du Jacke, Schal und Mütze auszogst. Dann gingst Du mit den frischen Handtüchern und dem Toilettenbeutel ins Bad, Deine Sachen einräumen, weil Du mich nicht ansehen wolltest.

Wir haben sie nicht gefragt, wohin der Mann verschwunden war.

Acht Tage später nahm ich die Jacke von dem Haken, an den Du sie gehängt hattest, und ging mit ihr nach Hause. Jetzt warst Du tot.

Self-Service

Wer in Deutschland sterben will, aber nicht darf, der fährt in die Schweiz. Vier Lobbygruppen machen sich dort für den schnellen Tod stark. Denn im Nachbarland ist zwar die aktive Sterbehilfe strafbar, nicht aber die Beihilfe zum Freitod – es sei denn, diese geschähe aus selbstsüchtigen Motiven.

Eine dieser Gruppen ist Dignitas. Diese Organisation hat mehr deutsche Kundschaft als Schweizer und seit kurzem eine Zweigstelle in Hannover. Ihr Gründer, der Rechtsanwalt und Journalist Ludwig A. Minelli, versteht es, Kritik an seiner Sterbehilfeorganisation gegen ihre Urheber zu wenden. Lebensmüde, beklagt er, müssten in Deutschland nur deshalb elend und einsam sterben, weil dort noch immer Nazi-Gesetze herrschten: Aus dieser Zeit stammt der Paragraf, der Sterbehelfern hier mit einem Verfahren wegen unterlassener Hilfeleistung droht.

Statt des wirksamen, aber in Deutschland verbotenen Gifts Natrium-Pentobarbital, so Minelli, müssten die Sterbewilligen »schreckliche Methoden« anwenden. Mit unsicherem Erfolg: Von der geschätzten halben Million Menschen, die jährlich einen Selbsttötungsversuch unternehmen, schaffen es gerade mal 10 000. Den Glücklosen, so Dignitas, ginge es hinterher nicht nur schlechter, sondern sie belasteten auch das Gesundheitssystem mit Folgeschäden in Höhe von Milliarden Euro.

»Wenn Sie mir nicht helfen, dann fahre ich in die Schweiz!« Immer wieder hören deutsche Ärzte diese Drohung, und nicht selten wird sie auch wahr gemacht. Wegen des rasch wachsenden Sterbetourismus sah die Eidgenössische Regierung sich gezwungen, das, was sie bis dahin als Schweizer Privatsache ansah, näher unter die Lupe zu nehmen. Die Nationale Ethikkommission für die Humanmedizin empfahl sogar, alle Sterbehilfeorganisationen unter staatliche Aufsicht zu stellen – um die Einhaltung von »Qualitätskriterien für die Abklärung von Suizidhilfeentscheiden« zu garantieren. Die Regierung lehnte ab. Sie mochte nicht, dass sich die vielen Fremden auch noch mit ihrem Segen ins Jenseits befördern.

Wie in den Niederlanden weichen auch in der Schweiz die Kriterien, wie »unzumutbares Leid« definiert wird, immer mehr auf. Depression, Isolation und Einsamkeit nehmen als Motiv des Sterbewunsches zu. Und das Alter. Seit 2001 darf die auf Schweizer Bürger begrenzte Organisation Exit auch in Zürcher Alters- und Pflegeheimen ihre Dienstleistungen anbieten. Die Unikliniken Genf und Lausanne öffnen ihre Türen für die Sterbehelfer, wenn Patienten nicht mehr transportfähig sind.

Den Boden für die Legalisierung der Sterbehilfe bereiteten schillernde Figuren wie Hans Henning Atrott, Philosoph, Bibelgegner und Ex-Präsident der Deutschen Gesellschaft für Humanes Sterben. Als einer der Ersten warb er schon in den 80er Jahren für Patientenverfügungen und verkaufte Zyankali mit Gewinnspannen, die höher waren als im Rauschgifthandel. Nach diesem Skandal reformierte sich die DGHS, heute ist sie eine anerkannte Organisation, die sich um die Rechte am Lebensende bemüht. Atrott verschwand aus der Öffentlichkeit. Ähnlich wie Jack Kevorkian. Der US-Pathologe ohne Arbeitserlaubnis mit offener Bewunderung für die Nazi-Experimente mit KZ-Häftlingen behauptete, 130 Menschen zum Tode verholfen zu haben. Er wurde schließlich wegen eines Falles zu acht Jahre Gefängnis verurteilt. Zu seinen

Kunden zählten überwiegend Frauen mit chronischen Krankheiten, von denen längst nicht alle tödlich waren.

Trendsetter in Sachen Todestechnik ist der Deutsch-Australier Philip Nitschke, auch er Arzt. Er gibt Selbstbau-Anleitungen für Apparate heraus, mit denen man zu Hause giftiges Kohlenmonoxid erzeugen kann. »In Workshops im ganzen Land«, heißt es auf seiner Webpage finalexit.org, »lernen Menschen unter Anleitung von Dr. Nitschke, das CO-Genie zu bauen.« Mitte der 90er Jahre hatte er bereits die erste softwaregesteuerte Selbstmord-Technik entwickelt, die in Australien ganz legal zum Einsatz kam: Auf dem Bildschirm des Geräts erschienen zunächst Informationen zum Sterbeprozess und dann der Hinweis: »Wenn Sie JA drücken, erhalten Sie innerhalb der nächsten 30 Sekunden eine tödliche Injektion, und Sie werden sterben. Wollen Sie weitermachen?«

Stop and go

Der Druck steigt. 2000 französische Ärzte und Pflegehelfer haben in einem offenen Brief eingestanden, Sterbehilfe geleistet zu haben. Das Magazin »Stern« inszenierte Bekenntnisse deutscher Sterbewilliger im Stile von »Ich habe abgetrieben«. In einer Intiative »Pro Sterbehilfe« argumentieren deutsche Ärzte mit »ärztlichen Gewissensgründen«. Dick Marty, ein liberaler Abgeordneter aus der Schweiz, bemüht sich seit Jahren im Europarat, die Euthanasie nach holländischem Vorbild auch in den Nachbarländern durchzusetzen. In vielen Staaten liefen oder laufen Prozesse, in denen Patienten versuchen, ihren Tod zu erkämpfen.

Aber wer soll sie umbringen? Piergiorgio Welby, der mit 18 Jahren an Muskeldystrophie erkrankte, wurde auf seine Bitte hin im Dezember 2006 getötet: Sein Anästhesist stellte das Beatmungsgerät ab. In Italien erregte der Fall ähnlich viel Aufsehen wie in Frankreich der des 22-jährigen Vincent Humbert, der nach einem Verkehrsunfall nur noch den Kopf und einen Finger bewegen konnte und drei Jahre nicht sterben durfte. Bis ihm seine Mutter Barbiturate injizierte. Der querschnittsgelähmte Spanier Ramón Sampedro erhielt von Freunden Zyankali in einem Wasserglas, aus dem er selbst mit einem Strohhalm trinken konnte. Ein besonders grausamer Mundbodenkrebs quälte den Bruder des deutschen Journalisten Bartholomäus Grill. Dieser begleitete ihn in die Schweiz zu Dignitas und schrieb darüber eine ergreifende Rechtfertigung.

Es wird immer Einzelfälle geben, in denen niemand mehr helfen kann, in denen ein mit sicherer Hand eingeleiteter Tod ein »guter« Tod wäre. Diese Menschen zahlen, wenn sie nicht sterben dürfen, einen »grausamen Preis«, wie der Philosoph Hans Jonas einmal sagte. Trotzdem warnte er vor einer Ethik des Mitleids, sie weise den Weg zu einer Gewöhnung an den Akt des Tötens, deren Folgen unabsehbar wären. Wer davon überzeugt sei, dass der Tod das einzig Richtige sei, müsse dafür ganz individuell die Verantwortung tragen, schrieb Jonas, und zitierte das Beispiel eines Vaters in den USA, der auf einer Intensivstation sein schwerstbehindertes Neugeborenes mit vorgehaltener Pistole von den Geräten abgekoppelt habe, das dann in seinen Armen gestorben war. Danach lieferte er sich der Polizei aus.

Jonas' Philosophie ist von dem Willen zur Verantwortung sich selbst und den anderen gegenüber geprägt: »Zuletzt und im Äußersten werden wir auf die einsamen Entscheidungen der Liebe zurückgeworfen, die selbst dem Gesetz zu trotzen wagt, aber hoffen darf, dass auch das verletzte Recht so gnädig urteilt, wie es der Bestand der Rechtsordnung erlaubt. Mit diesem ungelösten und unauflöslichen Rest in der Euthanasie-Frage – dem Verzicht also auf eine eindeutig regelnde ethische Antwort – müssen wir uns, so glaube ich, in Demut abfinden.«

Die Mutter des Philosophen war in Auschwitz ermordet worden. Der polnische Name des berüchtigten Konzentrationslagers lautet Oswiecim, auf Jiddisch »Oshpitsin« – das heißt Hospiz, gastlicher Ort. Dort wurde aus Fürsorge Verdammnis.

Er hatte es eilig. Der sympathische junge Palliativmediziner, der sich sonst immer Zeit für ein Gespräch genommen hatte, grüßte diesmal nur kurz. Nachdem er die Schmerzmittel-Abgabe an den Geräten neu justiert hatte, verließ er uns, grau im Gesicht. Das nächste Mal kehrte er im Schutz seiner Kollegen wieder, den Befund der jüngsten Computertomografie in der Hand: »Ein Wirbelknochen ist zerfallen«, sagte er heiser und räusperte sich. »Wir können ihn zwar zementieren, aber danach müssen wir die benachbarte Region bestrahlen, um die Tumorzellen zu stoppen.« Pause. »Das heißt, wir müssen die Chemotherapie unterbrechen.«

Ich merkte, dass er auf eine Reaktion wartete. Doch ich hatte immer noch nicht verstanden. »Ist das schlimm?« »Wir müssen dann«, antwortete er langsam, »erst mal sehen, ob das Immunsystem danach noch eine weitere Behandlung aushält.« Plötzlich begriff ich, dass Du das Krankenhaus nie wieder verlassen würdest.

Du warst vor Erschöpfung mitten in dem Gespräch ein-
geschlafen. Aber zuvor hattest Du dem Arzt ins Gesicht ge-
blickt und gesagt: »Ich will gesund werden, ich tue alles, was
Sie sagen.« Dann fielen Dir die Augen zu. Ich schämte mich
in diesem Moment für Deine Naivität – oder war es meine
eigene? »Er weiß eigentlich«, stammelte ich, dann konnte ich
vor Tränen kein Wort mehr sagen. Ich wusste eigentlich –
schon viel länger, als ich es mir eingestehen wollte. Vierein-
halb Tage später warst Du tot.

Ich sehe das Vertrauen in Deinem Blick, und Deine
Worte verfolgen mich. Habe ich Dich in falscher Hoffnung
sterben lassen? Und wenn ja – war das richtig so oder
falsch?

»Terminale Sedierung«

Im Schlaf zu sterben – auch das macht die Medizin möglich. Es gibt Narkosen, die unerträgliches Leid nicht nur
lindern sollen, sondern auch so verabreicht werden können, dass der Patient daraus nicht mehr erwacht. Bevor die
Wirkung nachlässt, stirbt er an seiner Krankheit oder den
Komplikationen. Oder aber der natürliche Sterbevorgang
wird dadurch eingeleitet, dass er nicht mehr isst und
trinkt. In den Niederlanden dient diese »terminale Sedierung« immer häufiger als langsame Euthanasie, um dem
aufwendigen Prozess der aktive Sterbehilfe auszuweichen.
Aber auch in Deutschland wünschen sich Kranke, einfach
einzuschlafen – und den Rest den Ärzten zu überlassen.

Diese palliative Narkose bringt besondere ethische
Probleme mit sich, denn die Betroffenen können sich
durch die Betäubung nicht äußern, wenn es ihnen trotz

der Medikamente nicht gut geht. Sie können auch von sich aus keinen Kontakt mehr zu Angehörigen oder Pflegern aufnehmen, falls sie das plötzlich wünschen. Der künstliche Schlaf soll deshalb nur dann eingeleitet werden, wenn die Symptome des Kranken sich auf keinem anderen Weg mehr bessern lassen und man von einem »unerträglichen Leid« ausgehen kann. Das gilt zum Beispiel für einen 48-jährigen Krankenpfleger mit fortgeschrittenem Lymphdrüsenkrebs. Er ist bereits bis auf die Knochen abgemagert und hat nur noch wenige Tage zu leben. Ihn quälen schwerste Depressionen, sein Lebensgefährte und er haben sich voneinander verabschiedet. Er erhält nach einem ausführlichen Gespräch mit den Ärzten die Narkose.

Anders ein 65-jähriger Patient mit ALS, fortschreitendem Muskelschwund. Er nimmt Kontakt mit einer Palliativstation auf und verlangt Garantien, dass er zu einem Zeitpunkt X, der er selbst bestimmen möchte, in Tiefschlaf versenkt wird. Danach möchte er nicht mehr ernährt werden, bis er tot ist.

Das wäre aktive Sterbehilfe, denn der Betroffene kann aller Voraussicht nach noch einige Jahre gut leben. Doch der Patient hat bereits leichte Schluckbeschwerden und fürchtet deshalb, sich später in der Schweiz nicht mit Hilfe einer Sterbehilfeorganisation umbringen zu können – das Gesetz verlangt dort das selbständige Trinken einer Flüssigkeit. Als die Klinik den Wunsch nach terminaler Sedierung ablehnt, fährt der Patient deshalb gleich in die Schweiz.

Doch in diesem Fall wandelt sich der Wunsch nach einem Tod ohne Bewusstsein in sein dramatisches Gegenteil: Der erste Selbstmordversuch gelingt nicht, weil der Mann sich bei der Einnahme des Giftcocktails verschluckt.

Nach einem unfreiwilligen Krankenhausaufenthalt, bei dem ihm der Magen ausgepumpt wird, übt der Mann vier Wochen lang zu Hause das Trinken und versucht es dann erneut, diesmal erfolgreich.

Blaugraue Maserung

»Jajajaja!« – auf das Angebot einer Schlafnarkose reagierte János mit Erleichterung. Wie groß müssen seine Leiden gewesen sein, dass er am liebsten bewusstlos sein wollte, um sie nicht mehr aushalten zu müssen.

Doch dann, in dem künstlichen Tiefschlaf, wurde János immer ruheloser, von bösen Träumen gepeinigt. Eigentlich sollte er sich nicht bewegen, denn das vom Krebs angefressene Rückgrat zerfiel langsam, es drohte eine Querschnittslähmung. Doch anstatt zu schlafen, bohrte János den Kopf in sein Kissen und ruderte hilflos mit den Armen, schob unaufhörlich unsichtbare Feinde weg, immer neue. Das Dunkel, dachte ich. Wir wachten an seiner Seite, damit sie ihn nicht am Bettrand anbinden mussten. Montag, beschwor ich ihn stumm. Halt durch bis Montag. Dann wecken sie Dich wieder auf und zementieren Deinen Wirbel. Das müsste die Schmerzen verringern, haben sie gesagt. Und dann würde man das Rückgrat bestrahlen, um den Tumor einzudämmen.

Am Morgen wich die Unruhe plötzlich einer Verkrampfung. Während seine Beine nun stillhielten, zog er die Schultern hoch, im rechten Winkel ragten seine Unterarme in die Höhe, die Hände hingen leblos herab. Ich nahm sie und versuchte, die Arme vorsichtig auf das Bett zu drücken. Aber sie reagierten nicht auf meine Berührung, blieben starr und unversöhnlich in der Luft. Ich erschrak. Irgendwas musste an der Medikamentierung falsch sein. Der Arzt hatte doch gesagt, dass die Dosis hoch sei und man auf Veränderungen der Atmung und andere Zeichen achten müsse.

Die Schwester aber wollte nicht so recht reagieren. Es war Sonntag und kein Arzt auf Station. Das liege nicht an der Narkose, sagte sie abwehrend. Ich bestand darauf, dass sie den Arzt anrief. Während sie alles mögliche andere erledigte, ging ich unruhig im Gang auf und ab, demonstrativ darauf wartend, dass sie endlich etwas für János tun würde. Als ich das nächste Mal am Schwesternstützpunkt vorbeikam, hörte ich, unterdrückt durch die Glasscheibe, wie sie mit dem Rücken zu mir ins Telefon sprach. Etwas von Ehefrau, die Probleme mache. Und dann, »ja, blaugraue Maserung der Haut ...«

Als sie mich wahrnahm, rief sie mich an den Schreibtisch und übergab mir den Hörer. Es war die Oberärztin, die zu Hause Bereitschaftsdienst hatte. Sie erklärte mir, dass alle Anzeichen dafür sprächen, dass nun die letzte Sterbephase angebrochen sei.

Der Arzt saß am Bett und sagte lange gar nichts. »Jetzt haben wir zwei verschiedene Antibiotika gegeben und das Fieber nicht wirklich senken können ...«, begann er dann. Er sah erst Dich an und dann mich. In der Stille war nur Dein beschleunigter Atem zu hören. Du lagst dort, ohne jede Regung, auf dem Rücken, die Arme voller Infusionskanülen.

Die Tumorzellen in Deinem Körper versetzten das Immunsystem in äußerste Alarmbereitschaft. Doch Deine Abwehr reichte nicht aus, um die Angreifer zu zerstören.

168

Vielleicht war das Fieber auch das erste Zeichen der Lungenentzündung, die später als akute Todesursache in Deinem Krankenakt verzeichnet werden sollte. Gestern hattest Du in einem plötzlichen Hustenanfall Blut gespuckt, eine Masse aus grauem Rosa, wie gestocktes Eiweiß. Ich hatte Deinen Kopf gehalten und ihn danach schnell weggedreht. Hoffentlich hat er es durch die Betäubung nicht wahrgenommen, dachte ich, er soll nicht erschrecken.

Der Arzt räusperte sich. »Da kann es unter Umständen besser sein, dem Patienten seine Eigenzeit zu lassen ...« Ich starrte ihn an. Er meinte, dachte ich, dass sie ihn aufgeben. Dass ich ihn aufgeben soll. Dass es keinen Sinn mehr hat, sich etwas vorzumachen. Eigentlich hatte ich es gewusst. Aber nicht wahrhaben wollen.

»Ich glaube«, antwortete ich langsam und wie in Trance, »das wäre im Sinne meines Mannes ...«

In dem Moment zogst Du Deine Augenbrauen hoch und ließt sie wieder sinken, kein Zucken, sondern ein deutliches Signal. Wir starrten Dich beide an. Doch nichts weiter passierte. Mit einem Ruck stand der Arzt auf und verließ das Zimmer, um das Nötige zu veranlassen.

Inhalt